重庆市沙坪坝区科学技术委员会科普资助项目

健康中国行之健康科普知识进农村丛书

常见疾病防治小妙招

总主编　杜亚明　刘怀清

主　审　徐新献　刘祥平

主　编　刘怀清　冯建川

副主编　许开波　姚云清　顾峻菱

编　委（按姓氏笔画排序）

王　禾　王朝廉　卢劲辉　冯　旭

李义振　李兴仪　杨　韧　吴悦维

张雪松　陈　杰　郑远德　胡春燕

黄黛容骥　游承劲

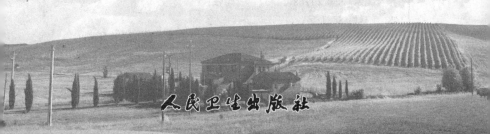

人民卫生出版社

图书在版编目（CIP）数据

常见疾病防治小妙招/刘怀清,冯建川主编.—北京:人民卫生出版社,2017

（健康中国行之健康科普知识进农村丛书）

ISBN 978-7-117-23569-3

Ⅰ.①常… Ⅱ.①刘…②冯… Ⅲ.①常见病-防治 Ⅳ.①R4

中国版本图书馆 CIP 数据核字（2016）第 310741 号

人卫智网	www.ipmph.com	医学教育、学术、考试、健康,购书智慧智能综合服务平台
人卫官网	www.pmph.com	人卫官方资讯发布平台

常见疾病防治小妙招

主　　编：刘怀清　冯建川

出版发行：人民卫生出版社（中继线 010-59780011）

地　　址：北京市朝阳区潘家园南里 19 号

邮　　编：100021

E - mail：pmph @ pmph. com

购书热线：010-59787592　010-59787584　010-65264830

印　　刷：三河市潮河印业有限公司

经　　销：新华书店

开　　本：850×1168　1/32　印张：5

字　　数：88 千字

版　　次：2017 年 4 月第 1 版　2019 年 1 月第 1 版第 7 次印刷

标准书号：ISBN 978-7-117-23569-3/R·23570

定　　价：15.00 元

打击盗版举报电话：010-59787491　E-mail：WQ @ pmph. com

（凡属印装质量问题请与本社市场营销中心联系退换）

　　《健康中国行之健康科普知识进农村丛书》是"接地气，顺趋势，应民意，长知识"之作，此丛书是针对城乡居民及广大农村留守人群的健康卫生、心理疏导、权益保障、子女教育、老年疾病防治等方面科普知识宣传教育的书籍。此书是由医学专家编写，但对健康知识讲解、切贴百姓、通俗易懂、图文并茂，兼顾了我国当前城镇农村人群健康科普知识现状而撰写，可满足广大城乡居民、农民朋友对健康知识的渴求，适用于广大基层大众阅读、推广应用。

　　2016 年 8 月全国卫生与健康大会上，习近平总书记强调"没有全民健康，就没有全面小康"，因此启迪广大基层民众的健康思维，开启健康教育，就成为实现全民健康、提高人民大众科学素养的重要任务与责任。全民健康不仅要让基层的医疗水平普遍提高，也要以提高基层大众健康知识素养为基石；《健康中国行之健康科普知识进农村丛书》著书目的与国家卫计委践行"健康中国行——全民健康素养促进活动"不谋而合，为此次活动提供了优质而全面健康知识科普书籍。本丛书9本分册，有《常见疾病防治小妙招》《儿童常见疾病预防》《儿童卫生保健》《儿童心理疏导》《妇女卫生保健》《家庭急救知识》《老人常见病防治》《老人常见疾病的家庭康复》《老年残疾家庭护理》。本丛书知识全面具体，弘扬健康理念、传承科学思维，让普通百姓也可以拥有更多的渠道接受养生、防病、医疗方面的科学知识，贴合我国的社会发展现状、紧跟当代国人生活节奏的科普教育，必将在提高基层大众健康素养方面发挥重要的影响和作用。

中国工程院院士

2016 年 12 月 8 日

随着社会的发展和生活水平的提高，健康是人们日益重视的事情，对医学知识的需求也越来越迫切。在日常生活中，有些常见病，只要自己懂得一定的医疗常识，完全可以做自己的医生，掌控自己的健康，做身体的主人。求医同时也需求己，富裕的人家还可以请一个家庭保健医生，但是普通百姓呢？

我们组织医学专家来为您解决这个问题，精心策划这本《常见疾病防治小妙招》一书，就当是您身边的医学顾问，一册在手可览常见病之全局，如同拥有一个自己的家庭医生。本书由数十位经验丰富的医疗专家精心撰写，分别论述内科、外科、儿科、妇科、眼科、耳鼻咽喉科、口腔科和皮肤科常见病的小妙招，有助于解决你对常见病处理的疑惑。本书以使用方便、安全有效为原则，从针灸、按摩、药膳等方面选取众多小妙招，内容较全面，实用新颖，通俗易懂适用于百姓家庭常翻常阅，在一些常见病的处理上不妨试试小妙招。

但值得注意的是，由于每个人所处的环境不同和体质上的差异，有的人用这个方适应，而有的人就不适应。因此，在选方治病时不能统统按一个模式生搬硬套，应做到辨证施治。不可盲目地按图索骥，依方套病，犹如削足适履，则往往难以奏效。特别是病情严重时，则需及时到医院诊治。

　　在编写过程中，参考了近年国内外常见病防治方面相关文献和医学古籍，谨向引用文献的原作者致以诚挚的谢意！并且结合作者临床诊治经验，以保证本书实用性和可读性，希望本书对农民朋友和居民人群自我健康意识和对常见病防治能起到积极作用。

　　由于我们学识疏浅，水平有限，编撰经验不足或疏谬之笔在所难免，恳望广大读者批评指正。

刘怀清　冯建川
2016 年 11 月

目 录

第一章

内科常见疾病防治小妙招

一、感冒

（一） 疾病简介

感冒是一种由多种病毒引起的呼吸道常见病。普通感冒起病较急，早期多有咽部干痒或灼热感、流涕、喷嚏、鼻塞等症状，可伴有咽痛、低热、头痛等，一般经 5~7 天可自愈。当受凉、淋雨、过度疲劳等因素，导致人体全身或呼吸道局部防御功能降低，则原已存在于呼吸道或从外界侵入的病毒、细菌可迅速繁殖，引起本病。中医称感冒为"伤风"，将感冒分为风寒型、风热型、暑湿型等类型。且认为感冒是因风邪致病，卫外功能减弱时，风邪乘虚而入，病邪犯肺，肺卫不和所致。

（二） 小妙招

1. 针灸

选取大椎、肺腧、风门、迎香、曲池、太阳、印堂、天突、足三里。如采用温和灸法,每穴艾灸 3 ~5 分钟,每天 1 ~2 次。针灸也要靠辨证才可以达到最佳效果,如鼻塞流清鼻涕,属于受寒引起的,艾灸大椎 5 分钟就会缓解症状。

2. 按摩

两手对搓,掌心发热后按摩迎香穴十余次,沿鼻梁、鼻翼两侧上下按摩 100 次,然后按摩鼻翼两侧的迎香穴 50 次。每日需做 2 ~3 次。

3. 药膳

(1) 糯米葱姜粥

原料:葱白 5 根,生姜 15 克,糯米 100 克。

用法:先将糯米煮粥后加入捣烂的葱姜,适当加盐或红糖调味热服。每日 1 次,趁热服用。

功效:葱白味辛,性温,入肺、胃、肝经,轻辣宣散,具有发表散寒、通阳宣窍、解毒杀虫的功效,主治风寒感冒、头痛发热。而葱白中的挥发性成分对白喉杆菌、结核杆菌、痢疾杆菌、葡萄球菌及链球菌等有抑菌作用。

(2) 姜糖水加生姜汁

原料:生姜 2 片,红糖适量。

用法:生姜、红糖放入锅中加水煮开。姜糖水需趁热喝,发汗即可;另可将生姜切片后用水煎煮,再倒入适量热水浸泡双足。每日浸泡 2 次,每次 15

分钟。

功效：生姜解表，发散风寒；红糖具有益气补血、健脾暖胃、缓中止痛、活血化瘀的作用。

（3）蜂蜜柠檬榨汁

材料：柠檬1个，蜂蜜100克。

用法：柠檬榨汁后用600毫升沸水冲入蜂蜜调服，每天一剂，分多次服用。

功效：柠檬是世界上最有药用价值的水果之一，富含维生素C、糖类、钙、磷、铁、维生素B_1、维生素B_2、烟酸、柠檬酸、柚皮苷、香豆精、高量钾元素和低量钠元素等，对人体十分有益。其中，维生素C能维持人体各种组织和细胞间质的生成，并保持它们正常的生理功能，在治疗感冒、刺激造血和抗癌方面，有较好的作用。

温馨提示

感冒有寒热之分。风寒感冒者，禁生冷寒凉、肥厚油腻及过甜食物，如西瓜；风热感冒者，禁辛辣燥热及助阳生热之物，如辣椒、油炸食物等。感冒时饮食应以清淡、易消化食物为主，多吃新鲜水果。寒证感冒者，宜喝生姜红糖水、热汤或热粥等。热证感冒者，伴有高热、口渴、口干、小便黄等，多吃苹果、西瓜、梨、香蕉等。

3

感冒发热时要多喝温热糖盐开水，可以补充因发烧而丢失的水分，还会多出汗、多排尿，带走部分热量，有利于毒素排泄，从而使体温下降。

二、咳嗽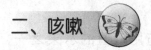

（一）疾病简介

咳嗽主要是呼吸道黏膜受到炎症、分泌物或过敏性因素、异物等刺激所致。

急性支气管炎在咳嗽初期伴有发热，咽喉部发痒、疼痛等，一般是受凉引起的外感性咳嗽，发病 1~2 天后，可见少量的黏痰，继而发展会出现咳嗽并有黄稠痰、白黏痰，病程可持续 2~3 周。

慢性支气管炎、支气管哮喘多在早晚咳嗽加重，多是稀薄、白色或黏性的泡沫痰，常反复，经久不愈，寒冷季节加重，病程可持续 2~3 个月，甚至多年，有些人终身为此病而困扰。

（二）小妙招

1. 针灸

选取大椎、肺腧、身柱、风门、外关、肾腧等穴。先在上述各穴用艾条温灸 10~15 分钟，以局部皮肤红

4

晕为度，后拔罐，留罐5~10分钟，每日1次，10次为1个疗程。

2. 按摩

（1）毛巾擦背：清洗皮肤后，用湿润的毛巾，斜着擦后背，适当用力，约2~3分钟，皮肤发红微热为佳。目的是刺激背部的定喘穴、肺穴、脾穴等，以宽胸理气、补肾平喘止咳。

（2）揉风池穴：风池穴在颈部，枕骨之下，与风府相平、胸锁乳突肌与斜方肌上端之间的凹陷处。双手抱拢头部，用拇指按揉风池穴，以出现酸胀感为佳。操作时闭目，每次1~2分钟。适应于伤风感冒、咳嗽流鼻涕者；此法不但能止咳，还能止头痛。

3. 药膳

（1）红糖姜枣汤

材料：生姜15克、红枣30克、红糖30克。

用法：生姜去皮切成细丝，红枣洗净去内核。将红糖、生姜、红枣放入锅中，加600毫升清水煎煮。一天1剂，分顿服用，温服出微汗效果更佳。

功效：生姜常用于解表，主要为发散风寒；红枣可养血安神、治病强身，红糖性温、味甘、入脾，具有益气补血、健脾暖胃、缓中止痛、活血化瘀的作用。此方适用于风寒所致的咳嗽，对胃寒疼痛、产后受寒腹痛等症也有辅助治疗作用。

5

（2）鲜梨贝母汤

材料：鲜梨2个、贝母6克、白糖30克。

用法：将梨洗净去皮，对半剖开去核；把贝母及白糖填入挖去梨子核的部位，将两半梨合起放在碗内蒸熟。早晚各吃1个梨。

功效：梨含配糖体及鞣酸等成分，能祛痰止咳，对咽喉有养护作用；贝母具化痰止咳。此方具有清热化痰，散结润肺的功效。适用于治疗咳嗽或肺痈，其胸痛、寒战、咳嗽、发热、口干、咽燥、痰黄腥臭或脓血痰等症状，在服用2~3天后可有缓解。

（3）沙参玉竹莲子百合汤

材料：沙参50克，玉竹、莲子、百合各25克，鸡蛋1个，冰糖适量。

用法：将沙参、玉竹、莲子、百合洗净，放入锅中水浸泡30分钟，然后置于武火上，将鸡蛋连壳一起下锅，同炖30分钟，取出鸡蛋除壳，再用文火继续炖煮20分钟至药物软烂。酌加冰糖调味，食鸡蛋饮汤。

功效：沙参可治肺热咳嗽，玉竹可润燥、止渴。二者是中药煲汤滋阴佳品。莲子有养心安神、健脾止泻、益肾固精作用；鸡蛋能补阴除烦、益血安神，治肺胃阴伤、失音咽痛之症。本方能滋阴清热、润肺止咳；用于气虚久咳、肺燥干咳，咳嗽声低，痰少不利者。

温馨提示

　　咳嗽期间不宜食用肥甘厚味、油腻、辛辣刺激性的食物，应以清淡的饮食为主。

三、哮喘

（一）疾病简介

　　哮喘是人体免疫功能障碍，引起支气管平滑肌痉挛的一种临床症状，以嗜酸性粒细胞、肥大细胞反应为主的呼吸道变态反应性疾病和呼吸道高反应性特征的疾病。主要表现为呼吸困难，伴有哮鸣音。引发原因是过敏原和肺部感染等。在寒冷季节容易发病或病情加重，常先有喷嚏、咽喉发痒、胸闷等先兆症状。常见的过敏原有花粉、灰尘、病毒、真菌、吸烟、化学气体、动物皮毛等。

　　中医认为，本病属"哮证、喘证、痰饮"范畴，皆因宿痰内伏于肺，外感风寒、饮食不当、情志不畅等导致痰随气上，痰气交阻，闭塞气道，致使气机升降失调，气道不畅，而致哮喘发病。

（二）小妙招

1. 针灸

　　选取定喘、肺腧、膈腧、风门、天突、膻中、巨

7

阙、尺泽、中府、神阙、关元穴等行艾灸治疗。每天可选上述 4 ~5 个穴位施灸，每穴位需灸 5 分钟。每日1 次，10 次为 1 个疗程。

2. 按摩

取穴：鱼际穴位于手掌大拇指侧、肌肉隆起的边缘。

方法：用大拇指的指端，在患者的鱼际穴处用力向下按压，同时作左右方向的按揉。按揉时的压力必须产生明显的酸胀感，频率约每分钟 100 次。

效果：一般按揉 2 ~3 分钟即可见效。

3. 药膳

（1）核麻蜜

材料：核桃仁 250 克，熟黑芝麻 100 克，蜂蜜100 克。

用法：核桃仁、黑芝麻捣碎。取 100 克蜂蜜放入碗中，加入 400 毫升清水，倒入核桃仁和熟芝麻，搅拌均匀，沸水上蒸 20 分钟。每天早饭前、晚睡前吃 2匙，7 天为一个疗程，重者可连续服用。

功效：核桃仁、黑芝麻、蜂蜜都是营养保健类食品，此方属治疗型与营养型药方，主治咳嗽、哮喘等肺部疾病，副作用小，可长期调理食用。

（2）黑芝麻姜糖

材料：熟黑芝麻 250 克，生姜汁 125 克，蜂蜜125 克，冰糖 125 克。

用法：将蜂蜜、冰糖加热至冰糖溶化，待凉后，加入生姜汁、熟黑芝麻搅拌均匀，待其放凉，置入瓶中封闭备用。每日早、晚各服 1 汤匙。

功效：黑芝麻、蜂蜜、冰糖都具有滋肺阴、润肺燥的作用；生姜汁具有化痰的作用。多用于老年性哮喘患病者。

(3) 五味子鸡蛋

材料：五味子 50 克、鸡蛋（土鸡蛋效佳）2 个。

用法：五味子洗净水浸泡 30 分钟。鸡蛋清水煮熟捞出，把蛋壳打碎出现小裂纹。然后在锅中加适量冷水，加入五味子和煮熟的鸡蛋，武火煮开，文火煮 30 分钟关火，一个小时后取出鸡蛋食用。每日早晨吃 1 个鸡蛋。

功效：中药五味子被《神农本草经》列为上品，具有敛肺止咳、补肾宁心、益气生津之功，此方有补气养阴的功效，适用于肺肾两虚之虚咳、气喘。

温馨提示

哮喘患者饮食宜清淡，忌食生冷、油腻、辛辣之品。轻度哮喘可采用食疗，重度哮喘应配合中西药物治疗。加强锻炼，增强体质，提高机体免疫力。避免接触过敏原，注意防寒保暖、预防感冒。

四、偏头痛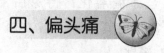

（一）疾病简介

偏头痛是各种原因导致头部致痛组织受到刺激后产生的一种临床症状。疼痛常局限在头颅上半部，包括眉弓、耳轮上缘和枕外隆突连线的部位。常会反复发作、出现搏动性头痛；时常有闪光、视线模糊、肢体麻木的先兆，数分钟至一小时左右出现一侧头部一跳一跳的疼痛，并逐渐加剧，产生恶心、呕吐，随后会缓解；在安静、睡眠充足的状况下，偏头痛症状也会相对轻些，直至缓解。

（二）小妙招

1. 艾灸拔罐法

选取大椎、神道、肩井等穴，先用艾条温灸10～15分钟，以局部皮肤红晕为度，后拔罐，留罐5～10分钟，每日1次，10次为1个疗程。

大椎穴属于督脉，是常用的保健要穴，具有解表清热、疏风散寒、行气止痛的作用；肩井位于大椎穴与肩峰连线中点的肩顶，具有疏风清热、益气通络的作用，对肩周炎、颈椎病、头痛、眩晕等有较好的效果。

2. 按摩

（1）揉太阳穴：每天清晨醒来后和晚上临睡以前，

用双手中指转圈按揉太阳穴，先顺揉8~10圈，再逆揉8~10圈，反复几次，连续数日，偏头痛症状即可减轻。

（2）将双手的各个指尖放在头部最痛的地方，像梳头那样进行轻度的快速梳摩，每次梳摩100次，每天早、中、晚各做1遍，也能缓解疼痛。

3. 药膳

（1）枸杞炖猪脑

材料：猪脑1只，山药、枸杞各30克、黄酒、盐各适量。

用法：猪脑撕去筋膜；山药、枸杞分别洗净，山药去皮，切块，与猪脑同放入锅里，加适量清水，炖两小时后，加入黄酒、盐，再炖10分钟即可。

功效：猪脑可益肾补脑、养肌润肤；山药可补脾养胃，补肾涩精，清热解毒；枸杞可清肝明目、补肝益肾。三者合用，可健脾益胃、益肾补脑，适宜头晕头痛、神经衰弱、偏头痛者食用效果较佳。

（2）疏肝止痛粥

材料：香附9克、玫瑰花3克、白芷6克、粳米100克、白糖适量。

用法：粳米洗净，浸泡半小时；将香附、白芷水煎取汁，再将粳米加入药汁中，再加入适量清水，煮沸后，将漂洗干净的玫瑰花倒入粥中，用文火慢熬10分钟，加入适量白糖调味即可。早晚各1次。

11

功效：香附具有理气解郁、调经止痛的功效；玫瑰花具有理气、活血、收敛等作用；白芷有祛风除湿、排脓生肌、消肿止痛等功能。三者合用，可疏肝解郁、理气止痛，能防治偏头痛，经常服用能明显减少偏头痛的发作次数。

（3）红花糯米粥

材料：红花、桃仁各 10 克、糯米 100 克、红糖适量。

用法：将红花、桃仁洗净；糯米洗净，浸泡 30 分钟。红花放入锅中，加适量清水煎煮 30 分钟。再往锅中加入糯米和桃仁，煮成粥，加适量红糖即可。

功效：红花具有活血通经、去瘀止痛的功效；桃仁可活血祛瘀、润肠通便、止咳喘；红糖具有益气补血、健脾暖胃、缓中止痛、活血化瘀之效。三者与糯米煮粥用，具有活血化瘀、理气止痛之功，可用于气血瘀滞、血行不畅引起的偏头痛。

温馨提示

偏头痛患者生活中切勿劳累过度，要保持愉快的心境，养成良好睡眠习惯，按时入睡起床，生活作息有规律可循。平时多锻炼身体，打太极、体操、气功等运动都是比较适合的，有条件可以去学习瑜伽，尤其是瑜伽的呼吸方式，有助于调养心肺功能，缓解压力，开拓心胸。注意预防和矫正各种不良姿势，避免引起头颈和肩背部肌肉的持续性收缩，比如长期伏案工作，电脑操作、织毛衣等。

五、眩晕

（一）疾病简介

眩晕是指眼花，视物不清；晕指头晕，站立不稳；眩和晕很难区分，故统称眩晕。眩晕，可伴随恶心、呕吐、失眠多梦、四肢无力等症状。轻者闭目静处，症状即除；重者如坐舟，车，旋转不停，恶心、呕吐、出汗，甚至摔倒等。

眩晕多是高血压、颈椎病、脑动脉硬化、神经官能症、贫血、内耳眩晕症及脑部肿瘤等疾病引起。中医学认为，头晕头痛大多是心脾两虚、肝风内动、风痰上扰、肝阳上亢等原因导致。因此，治疗上也应以养心健脾、补虚、治风等原则为主。

（二）小妙招

1. 艾灸拔罐法

选取大椎、百会、风池、神阙、肝腧、脾腧、胃

13

腧等穴进行治疗。先在上述各穴用艾条温灸 10 ~15 分钟，以局部皮肤红晕为度，然后拔罐；或采取背部拔罐疗法，留罐 5 ~10 分钟。每日 1 次，10 日为 1 个疗程。

2. 按摩

（1）按摩者将双手放于患病者的头部两侧，用拇指指腹自患者的印堂推至神庭，反复 20 次。

（2）用双手大鱼际从患病者的前额正中间抹向两侧，在太阳穴处按揉 3 次，至患者有轻微痛感为宜，反复 10 ~20 次。

（3）按摩者食指、中指螺纹面按揉患病者的百会、太阳、四神聪、睛明、角孙、率谷穴各 2 分钟。

（4）按摩者用力拿捏患病者风池穴，点揉风府穴各 2 分钟。

（5）按摩者拇指桡侧缘，以率谷为中心向患病者耳后两侧胆经按揉 30 次，然后叩击头部各部位 2 分钟。

（6）按摩者由前向后用 5 指拿患病者头顶，转至头后部时改为 3 指拿，顺势从上向下拿捏项部肌肉 5 ~10 次。

3. 药膳

（1）鸽肉天麻汤

材料：活鸽子 1 只、天麻 10 ~15 克。

制法：鸽子去内脏，洗净，然后把洗净的天麻装入鸽子腹中，以微火炖煮，待鸽肉熟烂。

用法：吃鸽肉、天麻及喝汤。每天 1 只鸽子，可分 1~2 次吃完。

功效：具有补肝益肾、健胃、健脾、补气益肺，补脑，滋肾固精等功效。可治疗病后虚弱、阳痿早泄、消渴症、妇女血虚、月经不调和闭经、头痛、眩晕等症。

（2）天麻猪脑汤

材料：猪脑 1 个，天麻 10 克，石决明 15 克，盐适量。

制法：锅中倒入适量水，加猪脑、天麻、石决明小火慢炖 1 小时成稠厚羹汤，加盐调味即可。

用法：除去石决明，只吃天麻和猪脑，喝汤，分 2~3 次吃完。

功效：祛风开窍、通血脉、镇静、滋补。适宜于肝阴虚型高血压、动脉硬化、梅尼埃综合征、神经衰弱、头晕眼花及脑血管意外致半身不遂等症。

15

温馨提示

注意合理的饮食，多喝水，多吃新鲜蔬菜和水果；保持精神愉快，避免不良的情绪刺激；保证充足的睡眠、休息，并适当锻炼。对颅内病变引起的眩晕如脑部肿瘤等，应手术治疗。

六、失眠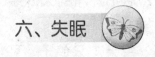

（一）疾病简介

失眠是指患者对睡眠时间不足或质量的严重低劣，并影响工作和社会活动的一种主观体验。失眠典型表现为入睡困难，或入睡后不久即醒，醒后久久不能入眠，甚至彻夜难眠。患病者常伴有头晕、乏力、精神倦怠、记忆力减退、食欲不振等症状。导致失眠的主要原因，包括环境原因、个体因素、精神因素、情绪因素等。中医认为失眠是由脏腑功能紊乱导致的，尤其是心的温阳功能与肾的滋阴功能不能协调，导致气血亏虚。失眠一般可分为肝郁化火、痰热内扰、阴虚火旺、心脾两虚、心胆气虚等证型。

（二）小妙招

1. 艾灸拔罐法

选取神聪、神门、照海、中脉、神道、中脘、天枢、气海、脾腧、胃腧等穴进行治疗。先在上述各穴用艾条温灸 10~15 分钟，以局部皮肤红晕为度，后可拔罐，留罐 15 分钟，每日 1 次，10 次为 1 个疗程。

2. 按摩

（1）按揉太阳穴：太阳穴位于眉梢与目外眦之间向后约一横指凹陷处。用两手食指螺纹面同时按揉

100次。手法宜轻柔，带动皮下组织作顺时针方向按揉，精神放松，意念集中在双太阳穴。

（2）按揉印堂穴：印堂穴位于两眉头连线的中点。用中指螺纹面按揉100次。手法宜轻，带动皮下组织作顺时针方向按揉，意念集中在印堂穴，起诱导作用。以局部有轻松感为度。

（3）擦涌泉穴：涌泉穴位于足底部，卷足时足前部凹陷处，约当足底第2、第3趾趾缝纹头端与足跟连线的前1/3与后2/3交点上。用手小鱼际肌部摩擦，左右交替，早晚各100次；临睡前洗足后推拿或早上起床前推拿；用左手小鱼际肌部擦右足涌泉穴，右手则擦左足涌泉穴。用力宜轻，手贴足心皮肤来回摩擦，频率宜快，摩擦的距离稍长，以足心透热为佳。

3. 药膳

（1）何首乌鲤鱼汤

材料：制首乌15克，黑豆30克，鲜鲤鱼1条（约500克），陈皮末、盐各适量。

用法：鲤鱼去除鳞、鳃、肠杂，于冷盐水中洗净；黑豆洗净，清水浸泡2小时；制首乌洗净切片，一并入锅加水煮60分钟，取汁，加入陈皮末煨煮鲤鱼。鱼熟后加入调味料，食鱼喝汤。

功效：制首乌可补肝肾、益精血、乌须发、强筋骨、化浊降脂；黑豆具有补脾、利水、解毒的功效；鲤鱼有温补作用；陈皮理气健脾。四者合用，适用于失眠虚热、头发过早花白、贫血、健忘等症。

（2）参须莲子汤

材料：人参须15克，新鲜莲子20克，冰糖适量。

用法：将人参须洗净，莲子剥去外壳。然后将人参须、莲子放入锅中，加适量清水先用武火烧开，然后改用文火继续煮20分钟，最后加入冰糖继续煮至溶化即可。

功效：《神农本草经》认为，人参有"补五脏、安精神、定魂魄、止惊悸、除邪气、明目、开心益智"的功效，是大补元气之物；莲子有去心火的功效，能够养心安神、益肾气、健脾胃、增智力、解疲劳，食用时如果保留莲子心，其强心安神、缓解失眠多梦的效果会更显著。

（3）牛奶红枣粥

材料：纯牛奶500毫升，红枣4～6枚，粳米100克，白糖适量。

用法：先将粳米与红枣洗净，红枣切成小块；把粳米和红枣放入锅中，加清水用武火烧开，调成文火煮成粥；加入纯牛奶，再烧开即可，食用时可加入适量白糖。

功效：牛奶具有补虚损，益肺胃，生津润肠之功效；红枣具有补虚益气、养血安神、健脾和胃等作用；粳米能补中益气、健脾养胃、益精强志、和五脏、通血脉、聪耳明目、止烦、止渴、止泻。三者煮成粥，能有效助睡眠，适合气血亏虚、失眠人群。

温馨提示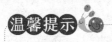

失眠大多由精神紧张或不良的生活习惯所引起。故保持良好的心情尤为重要。

七、胃痛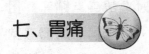

（一） 疾病简介

胃痛主要表现为慢性反复性上腹部疼痛、食欲不振、消化不良、胃酸过多、胃胀、嗳气等症状。多由长期不良饮食习惯或长期服用有刺激性的药物，口腔、鼻腔、咽喉、幽门部位有感染病灶以及自身的免疫性疾病等原因造成的。中医认为，此病属"胃脘痛"范畴，多因饮食不节、饥饱无度及情志失调而致。

（二） 小妙招

1．艾灸拔罐法

选取中脘、关元、神阙、足三里、内关、胃俞等穴。先在上述各穴用艾条温灸 10~15 分钟，以局部皮肤红晕为度，后拔罐，留罐 15 分钟，每日 1 次，10日为 1 个疗程。一般急性胃脘痛 1~2 次即愈，慢性胃脘痛需要的治疗时间要长一些。

2. 按摩

取耳穴：胃（主穴）；十二指肠、神门、交感、皮质下（配穴）。

操作方法：用大头针在耳部上述穴位上找敏感点，以75%酒精消毒后，用王不留行籽贴于0.5厘米×0.5厘米大小的胶布中央，对准敏感点贴压。用拇、食两指垂直于皮肤方向按压，以患病者局部感觉酸、麻、胀、热、痛为度。每次按压50次，每日3~4次，隔3天换贴另一侧耳穴，两耳交替。1个月为一疗程。

3. 药膳

（1）八角胡椒牛肉汤

材料：牛肉600克、八角12克、胡椒粒15克、油、盐各适量。

用法：牛肉切除筋膜，洗净，切片。锅中加适量清水烧开，然后放入牛肉片、八角、胡椒粒等材料，用武火煮沸，掠去浮沫，改文火煲3小时左右，加入盐调味即可，随量食用。一周2~3次。

功效：胡椒，为温中止痛之药，能增进食欲。八角可增强胡椒温中之力，而牛肉补脾肾、益气血。常饮此汤，可滋养脾胃、温阳散寒、理气止痛。

（2）砂仁黄芪猪肚汤

材料：砂仁 6 克、黄芪 10 克、猪肚 1 个、姜片、盐、面粉各适量。

用法：猪肚洗净，去杂质，用面粉洗净后加清水冲净。将黄芪、砂仁洗净放入猪肚内，用线缝合。将猪肚和姜片放入炖盅内，加入冷开水，盖上盖子，隔水炖 3 小时，调入盐调味即可。

功效：本方补气健脾、益胃生津。适用于胃痛、脾胃虚寒、食积不消、呕吐泄泻、妊娠恶阻、胎动不安者。

（3）桂皮山楂糖水

材料：桂皮 6 克，山楂肉 10 克，红糖适量。

用法：桂皮洗净，切成 2 厘米的块；山楂洗净，削去头尾，剥开去核。将桂皮与山楂放入锅内，加入适量清水，先用武火煮沸，转用文火续煮 30 分钟左右，滤去药渣留取药汁。食用时依据个人口味加入适量红糖，搅拌均匀即可。每日 1 剂，分 3 次温服。

功效：桂皮有温养脾胃的作用，山楂肉可健脾消食，行气导滞。故此方可补元气、暖脾胃、除积冷，用于因饮食寒凉所致的胃痛。

21

温馨提示

日常生活要多注意饮食卫生，不吃生冷、腐败变质、过冷及过热的食物。注重平日的饮食习惯，不宜暴饮暴食。

八、腹泻

（一） 疾病简介

腹泻是指排便次数明显多于平时习惯的频率，粪便稀薄，水分增加，每日排便量超过 200 克，有的还含有未消化食物或脓血。长期腹泻是指两个月以上，或间歇期在 2~4 周内复发性的腹泻。

（二） 小妙招

1. 艾灸拔罐法

选取神阙、胃腧、腰腧、天枢、足三里、上巨虚等穴。先在上述各穴用艾条温灸 10~15 分钟，以局部皮肤红晕为度，后拔罐，留罐 5~10 分钟，每日 1 次，10 日为 1 个疗程。另外盐灸治疗慢性痢疾有良好的效果，是既省钱又有效的方法。先取 1~3 克食盐，放入肚脐之中，再加入一点温开水，然后艾灸，灸肚脐周围的天枢、关元等穴，灸后拔罐 5~10 分钟。

2. 按摩

按中脘、关元、足三里、三阴交等穴位，每穴按压 60~90 次，每日早晚各 1 次，可缓解腹泻。

3. 药膳

（1）马齿苋粥

材料：马齿苋20克、粳米30克、白糖或食盐适量。

用法：新鲜马齿苋洗净，切成段备用；粳米洗净倒入锅中，加入适量清水，先用武火煮沸，然后改用文火熬30分钟左右，加入马齿苋，待粥再次煮沸时即可。可根据个人爱好，酌加食盐或白糖调味，随意食用。

功效：马齿苋具有清热解毒、治疗痢疾的功效；粳米具有养脾胃的功效，两者具有健脾胃、清热解毒的功效。此粥适用于肠炎腹泻、痢疾等病。

（2）荔枝粥

材料：干荔枝5枚、粳米或糯米50克、白糖适量。

用法：干荔枝去壳取肉，用冷水漂洗干净；粳米洗净，一起放入锅内，加清水适量，用武火烧沸后，转用文火煮至米烂成粥即可。食用时可加适量白糖。5日为1疗程，每日1次。

功效：荔枝具有健脾益气、养肝补血、理气止痛、养心安神之功效，《玉楸药解》记载"暖补脾精，温滋肝血"。煮粥服食，可健脾养肝、养心补血，对脾肾阳虚型久泻、心脾两虚、失眠多梦、食欲不振、心悸怔忡者疗效甚佳。

（3）莲子生姜粥

材料：莲子50克、生姜30克、粳米100克、红糖30克。

用法：莲子洗净，去心，清水浸泡发胀；粳米洗净，浸泡半小时；生姜洗净去皮，切成片。将莲子、粳米下入锅中，加入适量清水，先煮半小时，待放入姜片、红糖，再煮10分钟即可，每日2次，5日为1个疗程。

功效：莲子具有止泻固精的功效；生姜能祛冷散寒，还有解毒杀菌的作用。此方能有效地治疗食用寒凉食物过多而引起的腹胀、腹痛、腹泻、呕吐等症。

温馨提示

注意饮食卫生，少食生冷辛辣、肥甘厚腻之品，还要注意腹部保暖，养成饭前便后洗手的习惯。每天要坚持多吃容易消化的谷类果蔬，油脂类尽量少吃，尤其是动物油。

九、便秘

（一） 疾病简介

便秘是指排便次数明显减少，常伴有排便困难的病理现象。引起便秘的原因包括疾病、药物、精神以及饮食因素等。便秘主要表现为大便次数减少，间隔时间延长或正常，但粪质干燥，排出困难；或粪质不干，排出不畅，可伴腹胀、腹痛、食欲减退、嗳气反胃等症状。中医认为，便秘的病因为燥热内结，或气滞不行，或气虚传送无力，或血虚肠道干涩，以及阴寒凝结等。

（二）小妙招

1. 艾灸拔罐法

选取神阙、天枢、关元、大肠腧、足三里、腰腧等穴。先在上述各穴用艾条温灸 10 ~15 分钟，以局部皮肤红晕为度，后拔罐，留罐 15 分钟，每日 1 次，10日为 1 个疗程。

2. 按摩

可以按揉天枢穴（肚脐旁开 2 寸），每天饭后按揉两侧天枢穴，每次 3 分钟。

3. 药膳

（1）菠菜粳米粥

材料：新鲜菠菜 200 克、粳米 30 克。

用法：菠菜、粳米分别洗净。先煮粳米粥，待熟加入菠菜，见沸即熟，然后喝粥。

功效：菠菜含有大量的植物粗纤维，具有促进肠道蠕动的作用，利于排便，且能促进胰腺分泌，帮助消化。对痔疮、慢性胰腺炎、便秘、肛裂等病症有治疗作用。《本草纲目》认为，食用菠菜可以"通血脉，开胸膈，下气调中，止渴润燥"。该方和中通便，适用于体弱、久病大便涩滞不通。

（2）香蕉蜂蜜汁

材料：香蕉 2 根、蜂蜜 2 ~3 匙。

用法：将香蕉去皮，果肉切成小块，放进榨汁机

25

内，加入适量蜂蜜，盖上盖子，选择"榨汁"功能，将果汁分为三份。一日1份，每份分3次喝完即可。注意不可空腹食用。

功效：香蕉味甘性寒，可清热润肠；蜂蜜对胃肠功能有调节作用，可使胃酸分泌正常。此方可有助于促进胃肠蠕动，滋养润燥、清热润肠，对治疗结肠炎、习惯性便秘有良好功效，且无任何副作用。

（3）金银花蜜饮

材料：蜂蜜30克、金银花15克。

用法：先将金银花煎水，去渣放凉，分次加入蜂蜜溶化后饮用。煎时不要太浓，一般煎成两碗银花汁，用瓶贮存，分次冲蜂蜜服用。

功效：金银花具有清热解毒的功效；蜂蜜可调补脾胃、缓急止痛、润肺止咳、润肠通便、润肤生肌、解毒。本方清热通便，适用于热结所致的便秘。

温馨提示

便秘患者日常生活中要注意合理膳食，要多吃粗纤维的食物，养成定时排便的习惯。经常锻炼，常做收腹和提肛练习，增强肠蠕动功能。可配合顺时针推腹，推腹的目的是促进肠蠕动，坚持每日推300~500次。

第二章

外科常见疾病防治小妙招

一、颈椎病

（一）疾病简介

颈椎病是指颈部长期劳损，颈椎及其周围软组织发生病理改变或骨质增生等，导致颈部神经根、脊髓、椎动脉及交感神经受到压迫或刺激而引起复杂的综合征。多见于40岁左右人群，长期从事伏案工作，如会计、编辑、裁缝，以及长期应用电脑、手机者，近年发病年龄呈年轻化。颈椎病发病缓慢，初起常感颈肩部疼痛不适、颈项强直；神经根受压出现颈肩痛；第5颈椎以下受压时出现颈僵，活动受限，一侧或两侧颈、肩、臂出现放射性疼痛，伴有手指麻木、肢冷、上肢沉坠、抬手无力；若椎动脉受到压迫常有眩晕、头痛、头昏、耳鸣等症状，多在头部转动时诱发或加重；若脊髓受到压迫常有四肢麻木、酸软无力，颈部发颤，肩臂发抖，活动不方便；若交感神经受到压迫，则会出现头痛、头晕、偏头痛、胸闷、心慌、四肢发凉、一侧肢体冷、皮肤温度低或手足发热、面部有时一侧多汗或少汗，有时会出现视觉、听觉异常。中医认为本病属"痹证"、"骨痹"、"骨痛"、"颈肩痛"范畴。多因肝肾亏损、气血不足、身体虚弱，风寒湿邪乘虚侵入，致使经络瘀滞、经脉痹阻引发此病。

（二）小妙招

1. 艾灸拔罐法

选取颈椎夹脊、大椎、大杼、肩井、天髎、肩中腧、天宗、阿是穴进行艾灸治疗。采用温和灸法，每天 1~2 次，每次 30~40 分钟。10 天为 1 个疗程，间隔 2~3 天进行下一个疗程。

2. 按摩

用食、中、无名三指自上而下分别按摩颈部两侧的肌肉 5 分钟后，然后颈部各做向前、向后、左右侧屈、旋转动作；每个方向 20 次，幅度由小加大，速度不宜太快。然后再按揉颈椎两侧肌肉 5 分钟，再进行耸肩、缩肩、扩肩的活动。以上动作按顺序重复做。

3. 药膳

(1) 白芍鸡血藤汤

材料：白芍 30 克、木瓜 13 克、鸡血藤 15 克、葛根、甘草各 10 克、白糖适量。

用法：将白芍、木瓜、鸡血藤、葛根、甘草一同倒入砂锅内，加适量清水浸泡 30 分钟后再用武火煮沸，然后改用文火熬 30 分钟。倒出药汁，再加水重复再熬一次，把两次所得药液混匀。每日 1 剂，分 2 次服。服用时可加适量白糖。

功效：白芍具有补血柔肝、平肝止痛、敛阴收汗等功效；木瓜可舒筋络、活筋骨；鸡血藤可补血行血、通经络；葛根可解表退热；甘草清热解毒。五者合用，可柔肝舒筋、活血化瘀，适用于颈椎病酸疼拘急等不适。

（2）参芪桂圆粥

材料：党参、黄芪各 20 克、粳米 100 克、桂圆肉 20 克、枸杞 10 克、白糖适量。

用法：先将党参、黄芪洗净，加适量清水，用武火烧开，然后用文火煮 15 分钟左右，煎水取汁；粳米洗净，加上桂圆肉和枸杞，倒入党参、黄芪煎取的药汁用文火煮成粥，待粳米煮至黏稠后，加适量白糖调味即可。

功效：党参具有补中益气、健脾益肺的功效；黄芪可补虚固表；桂圆肉能补益心脾、养血安神；枸杞有补虚益精、清热明目的作用。四者与粳米合煮成粥，可益气养血，适用于气血亏虚型颈椎病。

（3）川芎白芷炖鱼头

材料：川芎 10 克、白芷 10 克、鳙鱼头 1 个、姜片、葱末、盐、料酒各适量。

29

用法：川芎、白芷分别切片，与洗净的鳙鱼头一起放入砂锅内，加姜片、葱末、料酒、水适量，先用武火烧沸后，改用文火炖熟，最后放入盐调味即可。每日1次。

功效：川芎具有活血行气，祛风止痛的功效；白芷可祛风除湿、排脓生肌、活血化瘀。二者与鱼头搭配炖汤食用，可祛风散寒、活血通络，适用于气血瘀滞型颈椎病。

温馨提示

颈椎病患者要注意劳逸结合，工作中要经常抬起头并向四周各方向适当地轻轻活动颈部，不要让颈椎长期处于弯曲状态。伏案工作一次不宜超过2个小时，玩手机时间一次不能太长。做任何工作都要注意保护颈部，防止受损。

二、肩周炎

（一）疾病简介

肩周炎是指肩关节周围软组织和关节囊及韧带损伤、退变而引起的一种慢性无菌性炎症。本病多发生在50岁左右人群，且女性发病率略高于男性。俗称"五十肩"。本病早期肩关节呈阵发性疼痛，常因天气变化及劳累而诱发，以后逐渐发展为持续性疼痛，逐渐加重，昼轻夜重，夜不能寐，不能向患侧侧卧，且肩关节活动受限。肩部受到牵拉时，会出现剧烈疼痛。中医认为，本病多因肩部外伤、慢性劳损或感受风寒湿邪，致气血瘀滞、筋脉失养、经脉拘急而发病。

（二） 小妙招

1. 艾灸法

艾灸具有温通经络、散寒除湿、调理气血、宣痹止痛、行气活血、消瘀散结之功效，对肩周炎的治疗有较好的疗效。选取阿是穴及大椎、大杼、风池、肩井、天柱、膈腧、天宗、肩贞、肩髃、臂臑、曲池、外关等穴进行艾灸治疗。采用温和灸法，每日1~2次，每次30~40分钟。10日为1个疗程，间隔2~3日进行下一个疗程。

2. 按摩

（1）按揉肩井穴：肩井穴位于大椎穴与肩峰连线的中点，肩部最高处。按揉时患病者取坐位，先以左手中指按揉右肩肩井穴1~2分钟，然后换右手中指按揉左侧肩井穴。

（2）按揉曲池穴：曲池穴位于肘横纹外侧端。按揉时患者取坐位，先以左手拇指指尖按揉右臂上的曲池穴1~2分钟，然后换手以右手拇指之间按揉左臂曲池穴。

（3）按揉合谷穴：合谷穴位于手背虎口处，于第一掌骨与第二掌骨间，平第二掌骨中点处。按揉时患病者取坐位，以左手拇指指尖按揉右手合谷穴1~2分钟，然后换手以右手拇指之间按揉左手合谷穴。

3. 药膳

（1）当归血藤鸡蛋汤

材料：全当归、鸡血藤各15克、木香、陈皮、赤芍各10克、桑枝20克、鸡蛋1个。

用法：将全当归、鸡血藤、木香、陈皮、赤芍、桑枝放入一布包内，制成药包，将鸡蛋与药包同煮，待蛋熟后去壳再煮10分钟，弃药包，吃蛋喝汤，分3次吃完。

功效：当归具有补血活血、调经止痛的功效；鸡血藤可补血行血、通经络；木香有行气止痛、健脾消食的作用；陈皮具有理气健脾、燥湿化痰的功效；桑枝可祛风湿、利关节；赤芍可行瘀止痛、凉血消肿。六种药材与鸡蛋一起煮汤食用，有养血、活血化瘀的功效，适用于肩关节周围疼痛不适者。

（2）桑枝母鸡汤

材料：老桑枝60克、老母鸡1只、盐少许。

用法：将母鸡洗净，斩成小块；将桑枝切成小段，与鸡肉共煮至熟烂汤浓即成，加盐调味，吃肉饮汤。

功效：桑枝具有祛风湿、利关节、行水气的功效；老母鸡能温中补脾、益气养血、补肾益精。二者搭配食用，具有祛风湿、通经络、补气血之效。适用于肩周炎慢性期而体虚风湿阻络者。

（3）附子生姜炖狗肉

材料：熟附子10克、生姜20克、狗肉500克、盐、料酒、八角、葱、生抽、胡椒粉各适量。

用法：将狗肉洗净，切块；生姜去皮，洗净，切片，备用。锅中加水、狗肉，煮沸后加入生姜片、熟附子，再加生抽、料酒、八角、葱段。炖2小时左右，至狗肉熟烂后加入盐、胡椒粉调味即可。

功效：本品具有温经散寒破气散结、活血止痛的功效，适用于寒湿型肩周炎患者。

温馨提示

注意肩背部的保暖，避免风寒湿邪侵袭，衣着应适宜，出汗时勿当风，夜卧勿露肩，勿冒雨淋冷水。避免长期过度活动，不正确的姿势也会导致肩周炎。

三、腰椎间盘突出症

（一）疾病简介

腰椎间盘突出症是引起腰腿痛的主要原因，主要是由于腰椎间盘变性，纤维环破裂，髓核突出刺激或压迫腰神经根、马尾神经所表现出来的一系列临床症状和体征。腰椎间盘突出症的基本病因是腰椎间盘的退行性变。本病多发生于中、青壮年人，尤以体力劳动者或长时间坐立工作者为甚。在日常生活和工作中，长期的腰部用力不当、姿势和体位不正确等都会加重退变的程度。本病主要表现腰背部的疼痛，下肢疼痛麻木、发冷、发凉，足背动脉减弱等。腰椎间盘突出症的患者疼痛轻重不一，重者影响翻身、站立和行走，疼痛沿坐骨神经分布区呈放射痛，病史长者，小腿后外侧及足跟、足掌、足趾会有麻木感和感觉减退。中医认为，本病属"痹证"、"腰痛"范畴，腰椎间盘突出症的发生，主要是由于肾虚所致抗病能力差，外加风寒湿邪侵袭。

（二）小妙招

1. 艾灸法

选取阿是穴及腰夹脊（腰椎穴下旁开0.5寸处）、至阳、腰阳关、关元腧、承扶、环跳、委中、阳陵泉、昆仑等穴进行艾灸治疗。采用温和灸法，每日1～2次，每次30～40分钟。10日为1个疗程，间隔2～3日进行下一个疗程。

2. 按摩

取昆仑、涌泉、隐白、大敦穴。先分别按揉昆仑、涌泉穴各 10 分钟，再分别揉压隐白、大敦穴各 5 ~10 分钟。坚持每天按揉 2 ~3 次。

3. 药膳

(1) 甲鱼补肾汤

材料：甲鱼 1 只，枸杞、山药各 30 克、熟地 15 克、红枣 6 枚、生姜 3 片、盐适量。

用法：甲鱼切块；山药洗净去皮，切小块；红枣洗净去核，撕成两半；三者与枸杞、熟地、生姜片共入炖盅，加适量水，武火烧沸后改文火炖 60 分钟。吃肉饮汤，隔日 1 剂，随量。

功效：甲鱼有清热养阴、平肝熄风、软坚散结的功效；山药健脾胃、益肺肾、补虚羸；熟地补血滋阴；枸杞养肝、滋肾、润肺；红枣可补中益气、补血。与生姜一同煮汤食用，可治肾阴亏虚，气血不足型腰椎间盘突出症。

(2) 三七炖牛蛙

材料：三七 5 克、牛蛙 2 只、红枣 10 枚、清水适量。

35

用法：将牛蛙宰杀，去皮和内脏，清水洗净，切块；红枣洗净去核，撕成两半。将牛蛙与红枣、三七共煮，先用武火煮至汤汁沸腾，然后文火慢炖 1 ~2 个小时至汤浓肉烂，即可吃肉饮汤，随量，隔日 1 剂。

功效：本品具有益气活血、消肿止痛、化瘀的功效，主治气虚血瘀、脾胃虚弱型腰椎间盘突出症。

（3）板栗红枣炖鹌鹑

材料：板栗5枚、红枣2枚、鹌鹑1只、盐适量。

用法：将鹌鹑宰杀去毛（不放血），去内脏（只保留心、肝脏），洗净；板栗洗净打碎；红枣去核，将所有食材放入炖盅内，注入清水250毫升，用武火煮沸15分钟，改用文火炖90分钟至鹌鹑熟烂即可，食时加盐调味，吃肉饮汤，随量，隔日1剂。

功效：此方可补脾健胃、补肾强筋、益气生津，可用于腰椎间盘突出症者或手术后身体虚弱、气短倦怠、纳差便溏者。

温馨提示

　　腰椎间盘突出症患者睡眠时宜卧稍硬板床。日常生活工作中要注意防寒保暖和劳动姿势。如劳动时由地面提起重物，应像举重运动员提起杠铃时一样，先下蹲，然后双臂握紧重物后起立，再移动双腿搬运到指定地点，再下蹲放下重物。不正确的动作是直腿弯腰双臂握紧重物后，以腰部的力量将重物提起后放下。尤其是提物同时再加上身体旋转，故腰椎的损伤就更为严重，易患此病。

四、膝关节痛

（一） 疾病简介

膝关节痛是指膝关节部位的软组织劳损、慢性风湿性关节炎、膝关节骨质增生及良性膝关节炎等引起的膝关节疼痛。临床表现为膝关节疼痛无力，走路或上下楼梯时疼痛加剧，或放射至腘窝、小腿或踝关节部位，关节活动受限。

（二） 小妙招

1. 艾灸

艾灸治疗膝关节痛，常选择犊鼻、血海、足三里、委中、肾腧、穴位。采用温和灸法，每日 1 ~2 次，每次30 ~40 分钟。10 日为一个疗程，间隔 2 ~3 日进行下一个疗程。

2. 刺血拔罐

在膝关节疼痛部位寻找青色的静脉，在静脉旁以三棱针点刺后，然后加拔火罐。若未见静脉，可在压痛点处以皮肤针叩刺后再拔火罐。然后在委中处刺血拔罐，如见委中附近有怒张的静脉，则以三棱针点刺拔罐，留罐 5 ~10 分钟。本法对久痛不愈及扭伤所致的膝关节疼痛疗效显著。

3. 按摩

每晚睡前用热水泡脚后，用两手拇指使劲按膝盖后窝里的委中穴，按揉 1~2 分钟。再揉小腿肚上的承山穴，顺时针 36 次，逆时针 36 次，效果较好。

4. 药膳

（1）人参猪蹄汤

材料：猪蹄块 300 克、红枣 20 克、人参片 10 克、枸杞各 2 克、白酒 10 毫升、姜片 30 克、盐适量。

用法：锅内加水、白酒煮沸，将猪蹄入锅汆烫。砂锅中注水烧开，撒上姜片，倒入汆过水的猪蹄，放入洗净的红枣、枸杞、人参片，加入少许白酒，拌匀提味，炖至食材熟透，加入少许盐，拌匀调味即可。

功效：人参可大补元气、复脉固脱、补脾益肺、生津止渴、安神益智；猪蹄具有补虚填肾精等功能。此方可补肝肾、强筋骨，适用于腰酸软、膝关节疼痛等症患者。

（2）丹参牛膝汤

材料：丹参 5 克、牛膝 3 克、红糖少许。

用法：取丹参、牛膝洗净放入锅中，加清水。煎煮 15 分钟后加入红糖稍煮。滤去渣，取汁饮用。

功效：丹参祛瘀止痛、凉血消痈、清心除烦；牛膝补肝肾、强筋骨、活血祛瘀。本品具有行气通络、活血化瘀、强筋壮骨等作用，适用于腰腿、膝关节疼痛。

（3）生姜羊肉汤

材料：羊腿肉 1000 克、姜片 15 克、当归 5 克、黄酒 25 克、葱花 5 克、胡椒粉 1 克、熟猪油 50 克，盐适量。

用法：羊肉洗净切片，把黄酒、熟猪油、当归、姜片、盐一起放入大瓷碗中，加水蒸 2~3 小时，加入葱花、胡椒粉即成。

功效：羊肉可补体虚、祛寒冷、温补气血；与生姜、当归等搭配食用，可温经散寒，适用于治疗形寒肢冷、颈肩腰腿、膝关节痛并伴有关节肌肉僵硬等症患者。

温馨提示

膝关节病患者尽量避免穿高跟鞋走远路，高跟鞋会改变下肢的用力线。应首选厚底而有弹性的软底鞋，以减少膝关节所受的冲击力，避免膝关节软骨发生撞击、磨损。尽量减少上下楼梯；参加户外运动之前要轻缓地舒展膝关节，增加下肢的柔韧度和灵活性。练压腿时，不要猛然把腿抬得过高，防止过度牵拉膝关节韧带和肌肉组织；打太极拳时，动作幅度不宜过大，下蹲位置不宜过低，以防膝关节负担过重发生损伤。

五、前列腺炎

（一）疾病简介

前列腺炎是指前列腺特异性和非特异感染所致的急慢性炎症，从而引起全身或局部症状。按病程则可分为急性前列腺炎和慢性前列腺炎。急性前列腺炎多有类似尿路感染的症状，表现为尿频、尿急、尿痛、腰部酸痛、会阴部坠胀疼痛等；慢性前列腺炎多表现为尿费力、尿等待、尿淋漓不尽、尿路分叉、尿线变细、尿路末端经常会出现白色或黄色的分泌物，夜尿增多，经常感觉腰骶部、会阴部坠胀隐痛，也会导致阳痿、早泄、性欲低下等性功能障碍。中医认为，前列腺炎是由于外感热毒，蕴结不散，流注下焦，气血经脉阻塞，膀胱气化不利造成的。饮食不节，过度饮酒以及房事，都会导致湿热内生，蕴于精室，以致肾精亏虚，阴虚火旺。

（二）小妙招

1. 艾灸拔罐法

选取脾腧、肾腧、命门、关元、中极、阴陵泉、三阴交等穴进行艾灸拔罐治疗。先将艾条点燃温灸各穴 15~30 分钟，以皮肤有温热感及皮肤有红晕为宜，然后再拔罐，留罐 10~15 分钟，每日 1 次，10 日为 1

个疗程。

2. 按摩

阴陵泉穴位于胫骨内上髁下缘，胫骨内侧缘凹陷处（将大腿弯曲90°，膝盖内侧凹陷处）。每次按摩150次左右，每日早晚各按摩1次，注意两腿都需按摩。按摩这个穴位不仅可使患病者解小便自如，而且对肛门松弛的治疗也有效果。

3. 药膳

（1）双瓜茯苓猪骨汤

材料：西瓜、冬瓜各500克、猪骨600克、茯苓15克、杜仲10克、蜜枣5枚、盐、生姜各适量。

用法：将冬瓜、西瓜洗净切块；蜜枣洗净；猪骨洗净切块，入沸水中余去血水；茯苓、杜仲洗净备用；生姜洗净切片。将2000毫升清水放入砂锅内，煮沸后加入冬瓜、西瓜、茯苓、杜仲、猪骨、生姜，武火煲开后，改用文火煲3小时，加盐调味即可。每天食用2次。

功效：西瓜、冬瓜利尿通淋；猪骨补肾壮阳；茯苓健脾利湿，利尿；杜仲补肾强腰。因此，本品具有补肾强腰、利尿通淋的功效，适合前列腺炎患者食用，可缓解前列腺肿大、小便不利等症状。

（2）薏米冬瓜皮鲫鱼汤

材料：鲫鱼250克、冬瓜皮60克、薏米30克、

41

生姜 3 片、盐少许。

用法：将鲫鱼剖洗干净，去内脏，去鳃；冬瓜皮、薏米分别洗净；冬瓜皮、生姜切片；将鲫鱼、冬瓜皮、薏米、生姜放进汤锅内，加适量清水，盖上锅盖。用中火烧开，转文火再煲 1 小时，加盐调味即可食用。每日食用 3 次。

功效：冬瓜皮性甘而微寒，能治肿胀、消热毒、利小便；薏米味甘、淡，性微寒，有健脾利湿、清热排脓的功能。本品清热解毒、利水消肿，适用于治疗湿热下注所引起的前列腺炎、尿路感染、肾炎水肿等症。

（3）马齿苋荠菜汁

材料：鲜马齿苋、鲜荠菜各 50 克、萆薢 10 克、蜂蜜适量。

用法：把鲜马齿苋、鲜荠菜去杂洗净，在温开水中浸泡 30 分钟，取出后连根切碎，榨成汁。把榨后的马齿苋、荠菜渣及萆薢用适量温开水浸泡 3 分钟，重复绞榨取汁，合并两次的汁，用纱布过滤。把滤药汁放在锅里，用文火煮沸，盛出后加入适量蜂蜜调匀，即可服用。每日服用 3 次。

功效：马齿苋具有解毒、抑菌消炎、利尿止痢、润肠消滞、驱虫、明目等药效。此汤可清热解毒、利湿泻火，对急性前列腺炎、尿路感染、慢性肠炎均有疗效。

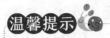

　　平时应注意个人卫生，防止尿路感染；节房事，戒手淫等不良行为，调整膳食结构，忌食辛辣刺激、寒凉性食物，应戒酒，避免憋尿、久坐及长时间骑车、骑马等运动。

六、前列腺增生症

（一）　疾病简介

　　前列腺增生症，俗称前列腺肥大，为前列腺的一种良性病变。主要表现为，尿流变细或中断、排尿困难、尿频，还可伴有尿急和尿痛。本病发病机制可能与吸烟、肥胖及酗酒、性功能、家族、人种、久坐工种及地理环境有一定关系。

（二）　小妙招

1. 针灸

　　（1）取穴：关元、合谷、三阴交。方法：小便不通急刺上述三穴，强泻法。留针 20 分钟，每日 1 次，10 日为 1 疗程。适用于湿热型前列腺增生症。

　　（2）取穴：三阴交、中极、阴陵泉。方法：小便变细，泻法。留针 30 分钟，每日 1 次，10 日为 1 疗程。适用于湿热内蕴伴肝气郁滞型前列腺增生症。

43

(3) 取穴：足三里、三阴交、关元、照海。方法：平补平泻法。留针 30 分钟，每日 1 次，10 日为 1 疗程。适用于下焦瘀阻型前列腺增生症。

(4) 取穴：中极、阴陵泉、照海。方法：平补平泻法。留针 30 分钟，每日 1 次，10 日为 1 疗程。适用于肾阴亏损型前列腺增生症。

2. 按摩

(1) 按揉丹田：仰卧，双手重叠按于丹田（丹田位于脐下 3 寸），左、右旋转按揉各 30 次。用力不可过猛，速度不宜过快。

(2) 指压法：取中极穴（脐下 4 寸）、阴陵泉穴（胫骨内侧踝直后下方陷窝中）、三阴交穴（内踝直上 3 寸，胫骨内侧后缘），各穴用手指掐按 3 分钟，早晚各 1 次。

(3) 揉按会阴穴：会阴穴是人体任脉上的要穴，它位于人体肛门和生殖器的中间凹陷处，为人体长寿要穴。仰卧屈膝取穴，两手掌搓热后，用食指轻轻按摩会阴穴 20 次，早晚各 1 次。

(4) 搓脚心：两手掌搓热后，以右手掌搓左脚心，再以左手掌搓右脚心各 50 次。早、中、晚各做 3 次。

(5) 点压法：在脐下、小腹部、耻骨联合上方自左向右轻压，每 1~2 秒压 1 次，连续按压 20 次左右，但要注意不要用力过猛。主要用于治疗前列腺增生症引起的尿潴留。

3.药膳

（1）泽泻红参汤

材料：泽泻30克、红参10克。

用法：将泽泻和红参分别用清水冲洗干净，然后入锅加水煎取浓汁，每日1剂，分3次服用。

功效：泽泻利水渗湿、泄热，治小便不利、水肿胀满、泻痢、痰饮、淋病、尿血等症。红参则大补元气、固脱生津、安神，治劳伤虚损、倦怠、大便滑泄、虚咳喘促、自汗暴脱、惊悸、阳痿、尿频等症。适用于老年气虚引起的前列腺增生症。

（2）葫芦红枣汤

材料：葫芦50克、冬瓜皮50克、西瓜皮30克、红枣10克。

用法：将葫芦去瓤，留下壳切小片备用。冬瓜皮、西瓜皮、红枣，均洗净。将以上药材放入锅中，加水400毫升，煮至约150毫升时，去渣取汁饮服，可频饮，每日1剂。

功效：葫芦壳味甘，性平，无毒，可清热解毒，润肺利便；冬瓜皮、西瓜皮清热利尿。本品具有利尿除湿的功效，适用于前列腺增生症。

（3）艾叶菖蒲敷贴

材料：艾叶60克、石菖蒲30克。

用法：将艾叶切碎，与石菖蒲共入锅中炒热后取出，用干净棉布包好，待温度适宜热熨肚脐部位，直到药凉为止，每日2次。

功效：艾叶味辛、苦，性温，无毒，归脾、肝、肾经，芳香温散，具有温经止血、散寒止痛、除湿杀虫的功效。石菖蒲辛温行散、苦温除湿，主入心、胃二经，既能除痰利心窍，又能化湿以和中。本方适用于气血瘀滞所致的前列腺增生症。

温馨提示

本病发病人群年龄偏大，发病时间长，治疗比较困难，自我调养十分重要。健康的生活方式，有助于预防前列腺增生症。

七、痔疮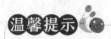

（一） 疾病简介

痔疮是指直肠末端黏膜下，肛管及肛缘皮下静脉丛淤血曲张扩大形成柔软的血管瘤样病变，分为内痔、外痔和混合痔。痔疮发作时有便血、疼痛、脱肛和坠胀等表现。本病以成人居多，发病率女性高于男性，多因久坐、久立、活动少、便秘、腹泻、排便时间过长、饮酒、嗜辛辣饮食。中医认为，痔疮是气滞血瘀、湿热蕴结所致。

（二）　小妙招

1. 针灸

艾条温和灸，合适体位，选命门、百会、大肠腧、关元腧、承山，每次每穴施灸 10 分钟，每日 1 次，10 日为 1 个疗程，每个疗程间隔 1 日。

2. 按摩

每晚临睡前用苦参煎药之温水清洗肛门，然后用适量清凉油涂抹在痔疮处，轻柔按摩，待干后再次涂抹和按摩，每天 2～3 次。

3. 药膳

（1）绿豆糯米猪肠

材料：绿豆 60 克、糯米 30 克、猪大肠 300 克。

用法：先将猪大肠洗净，绿豆、糯米用水浸泡半小时，洗净，然后把绿豆、糯米塞入猪大肠内并加水适量，肠两端用线扎紧，放砂锅内加水煮 2 小时左右即可。分 2 次食用，一日 2 次，隔日 1 次，连服 7～8 日为 1 个疗程。

功效：绿豆具有清热解毒之效；糯米可补中益气，健脾养胃，止虚汗；猪大肠可润燥、补虚、止渴止血。三者合用，能补中养气，清热解毒，通便止痢。适用于湿热下痢、便血、痔疮初起、脱肛等症。

（2）柿饼木耳糖水

材料：柿饼 50 克、黑木耳 60 克、糖、水淀粉各适量。

用法：将柿饼去蒂切成丁，黑木耳用水发好撕成
小块。将柿饼丁、碎木耳倒入锅中注入适量水煮沸
10～20分钟，用水淀粉勾芡，放入糖搅匀，煮开后盛
入汤碗中即可。

功效：柿饼为柿的果实经加工而成。其性味甘
涩、寒，具有涩肠、润肺、止血、和胃功效。《本
草纲目》中记载："有健脾涩肠、治血止血之功"。
《本草通玄》认为："止胃热口干、润心肺、消痰、
治血淋、便血"。配以活血、止血、益气强身的木
耳，治疗吐血、咯血、血淋、肠炎、痢疾、痔漏等
症，有较好疗效。

（3）姜汁猪血菠菜

材料：菠菜300克、生姜片25克、猪血100克、
酱油15毫升、香油3毫升、盐2克、醋、花椒油各
少许。

用法：将菠菜带根洗净切段，焯水。猪血洗净切
片，放入热油锅爆炒，熟后取出与菠菜混匀。生姜洗
净捣烂取汁。待菠菜、猪血凉后加入姜汁、酱油、香
油、盐、醋和花椒油搅拌均匀即可。

功效：具有补血止血、利五脏、通肠胃、调中气、
活血脉、止渴润肠、敛阴润燥、滋阴平肝、助消化的
功效。适用于便秘、痔疮、高血压等症。

平时要加强体育锻炼，增强身体功能，如体操、太极拳、气功等运动，忌久坐、久站、劳累、负重和排便时太用劲。多吃新鲜蔬菜、水果和粗纤维食物，保持大便通畅，少吃辛辣刺激的食物，如辣椒、芥末、生姜等。要养成良好的排便习惯，防止便秘。另养成每天上午、下午各做提肛动作，可起到帮助大肠蠕动和肛门括约肌收缩作用。

八、割伤

（一）疾病简介

割伤是指在使用各种锐器劳作时，出现手指、脚趾等皮肤被切割致伤。受伤后，皮肤表面会有裂口，导致血管或重要的神经断裂，导致出血、疼痛、甚至有麻木感。

49

（二）小妙招

1. 大蒜膜贴伤口

材料：大蒜瓣适量。

用法：取一瓣大蒜，剥去外皮，可以看到有一层晶莹透亮的薄膜附着在上面。将这层膜取下，然后轻轻贴在经常规清洁后的伤口上。注意用大蒜膜紧贴蒜瓣的那一面贴在伤口上。

功效：大蒜膜是接近于生理状态的生物半透膜，像创可贴一样有保护作用。另外，大蒜膜所含的大蒜素成分也能杀菌消毒，防止伤口感染。

2. 鱼肝油贴伤口

材料：鱼肝油适量。

用法：先按常规清理伤口，然后把鱼肝油丸剪破，把里边的油液倒在伤口上，将油液完全覆盖在伤口上。

功效：鱼肝油里含有的丰富维生素，能给伤口局部细胞提供营养，促进组织生长和修复，这是创可贴无法具备的作用。鱼肝油的油性成分覆盖在伤口上，就相当于加了一层保护膜，能起到类似创可贴的保护作用。

3. 三七粉

材料：三七粉适量。

用法：割伤后宜先清洗处理伤口，然后将三七粉敷于伤口处，每日4次。

功效：三七具有止血、散瘀、消肿、祛痛的功效。用其粉末敷伤口，可活血化瘀，止血不留瘀，化瘀而不伤正，适用于割伤初期出血处理以及后期调理恢复。

温馨提示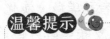

　　如果切割伤口较深，或者切割伤口的锐器生锈不洁，就应在进行创面处理后，迅速到医院注射破伤风抗毒素。切割严重者还要进行创口缝合、注射抗生素，以防伤口感染。

九、烫、烧伤

（一）　疾病简介

　　烫伤是指机体直接接触高温物体或受到强的热辐射所发生的变化，通常为高温液体、蒸汽、高温气体、火焰、灼热金属等热力引起的皮肤黏膜损害，严重者可伤及皮肤下的组织。此外，由于电能、化学物质、放射线等所致的组织损害及临床过程类似于热力烧伤的，都归为烧伤类。

　　烧伤的程度因温度的高低、作用时间的长短不同而不同，烧伤局部的变化可分为三度。Ⅰ度：因血管麻痹而充血，损伤最轻。烧伤皮肤发红、疼痛、明显触痛、有渗出液或水肿，轻压受伤部位时局部变白，但没有水泡。Ⅱ度：形成充满血清的烧伤水泡，损伤较深。水泡底部呈红色或白色，充满了清澈、黏稠的液体。触痛敏感，压迫时变白。Ⅲ度：组织坏死，损

51

伤最深。烧伤表面可以发白、变软或者呈黑色、炭化皮革状。破坏的红细胞可使烧伤部位皮肤呈鲜红色，偶而有水泡，烧伤区的毛发很容易拔出，感觉减退。烧伤区域一般没有痛觉，因为皮肤的神经末梢被破坏。

（二） 小妙招

1. 蛋黄油

材料：鸡蛋黄 10～15 个、蜂蜜 100～150 克。

用法：将蛋黄放入铁锅中，以微火煎熬出油，待油凉了，再与蜂蜜一起搅匀即可。用消毒的棉棒蘸蛋黄油轻轻涂擦按揉烫伤处，每天早晚各 1 次，一般几天便会收到较好的疗效。

2. 泡桐叶香油散

材料：泡桐叶 15 克、香油少许。

用法：将泡桐叶洗净晒干，研末，过筛备用。用时取香油少许与泡桐叶粉调成糊，清洁创面后将药敷于创面，每日换药 3 次。

功效：泡桐叶具有清热、解毒、止血、消肿等功效；香油有消炎、止痒作用。二者合用可清热、止痛、消肿。主治Ⅰ、Ⅱ度烧伤及小面积Ⅲ度烧伤。

3. 狗骨香油粉

材料：狗骨适量、香油少许。

用法：将适量狗骨烧成炭状，取出研磨成细粉，过筛，加入适量香油搅拌均匀，每次取适量敷患处即可。每日2~3次。

功效：狗骨具有健脾活络、活血生肌的功效；香油具消炎、止痒作用。二者合用，可收敛、生肌、解热毒，适用于治疗火烧伤、水烫伤等。

温馨提示

轻度烧伤应立即浸泡在冷水中。化学烧伤应用大量的水长时间冲洗，注意清创，注射破伤风抗毒素，避免感染。严重者应积极到医院治疗。

烧烫伤患者应避免过度摩擦和过度活动，尤其下肢烧伤后，不宜过早下地活动。宜多补充水分，多吃含丰富维生素A、维生素C、B族维生素的食物及利尿清热、易消化吸收的食物。食新鲜瓜果汁，如西瓜汁、梨汁等，以及大枣、小米粥、蜂蜜水、菜汤等。

深度烧烫伤创面应防止和控制感染，只要全身情况允许，应早进行手术植皮；创面一旦愈合，即尽早坚持用弹力绷带或弹力套加压，可有效地减少瘢痕挛缩和增生；尽早进行功能性锻炼以减轻瘢痕挛缩引起的功能障碍。

第三章

儿科常见疾病防治小妙招

一、小儿感冒

（一）疾病简介

小儿上呼吸道感染，俗称"感冒"。表现为鼻塞、流鼻涕、喷嚏、咳嗽、咽痛等。由于小儿呼吸道的特异性和非特异性免疫功能均差，各种病毒细菌均易引起小儿上呼吸道感染，该病主要侵犯鼻、鼻咽和咽部。中医将小儿感冒分为风寒型感冒、风热型感冒和暑湿型感冒三种。

（二）小妙招

1. 药膳

（1）金银花菊花茶

材料：金银花 3 克、菊花 3 克、薄荷 5 克、蜂蜜适量。

用法：将金银花、菊花、薄荷分别用清水洗净，然后入锅加水煎汁，煎 10 分钟，去渣加入蜂蜜搅拌均匀即可，随量饮用。

功效：金银花性寒，味甘气芳香，甘寒清热而不伤胃，芳香透达又可祛邪，能疏散风热，还擅清解血毒，常用于治疗各种热性病，如身热、发疹、发斑、热毒疮痈、咽喉肿痛等，效果显著。本品中金银花与清热的菊花和散热的薄荷搭配使用，可用于治疗风热感冒引起的流脓涕。

（2）生姜红糖水

材料：生姜5克、红糖适量。

用法：将生姜洗净，切片，入锅加水煎汁，煎煮10分钟后，加入红糖调匀、溶化即可。每日1~2次。

功效：生姜辛而散温，益脾胃，善温中降逆止呕，除湿消痞，止咳祛痰。红糖性温、味甘、入脾，具有益气补血、健脾暖胃、缓中止痛、活血化瘀的作用。本方具有驱寒的作用，适用于风寒感冒所引起的流清鼻涕。

2. 其他

（1）葱白生姜敷贴

材料：葱白30克、生姜1片、胡椒5粒。

用法：将以上药材共同捣碎，装入干净纱布袋里，填置患儿肚脐，同时饮服适量温白开水，以助驱寒发汗。发汗后，去掉药袋即可。

功效：葱白与生姜均为辛温解表之药，共用则发汗解表、散寒之力更强，可用于治疗外感风寒初起之恶寒、流清涕、鼻塞而轻者；胡椒温中、下气、消痰、解毒，治寒痰食积、脘腹冷痛、反胃等症。本方可用于治疗风寒感冒引起的流涕。

（2）麻黄苏叶敷贴

材料：麻黄、紫苏叶、葱白、白芷、姜汁各等量。

用法：将麻黄、紫苏叶、葱白捣如泥，白芷研磨成粉与以上药材拌匀，用姜汁调匀后，敷于肚脐，用胶布固定，当汗发出时取出敷贴。

功效：麻黄味辛、微苦，性温，归肺、膀胱经，具有发汗散寒、宣肺平喘、利水消肿的功效。紫苏叶散寒、理气、和营，治感冒风寒、恶寒发热、咳嗽、身痛无汗、气喘、胸腹胀满、呕恶腹泻、咽中梗阻、妊娠恶阻、胎动不安等症。具有疏风解表、发散风寒的功效，适用于风寒感冒引起的流鼻涕等症。

温馨提示

如小儿感冒，流鼻涕，发热，精神差，面色差，进食差，应及时到医院请医生诊治。

57

二、小儿发热

（一）疾病简介

小儿发热是指小儿正常体温常以肛温 36.5 ～

37.5℃，腋温36~37℃衡量。通常情况下，腋温比口温（舌下）低0.2~0.5℃，肛温比腋温约高0.5℃左右。若腋温超过37.4℃，且一日间体温波动超过1℃以上，可认为发热。低热37.5~38.0℃，中等热38.1~39.0℃，高热39.1~40.0℃，超高热40℃以上。

由于小儿体温调节中枢未发育成熟，调节能力差，体温易发生波动。引起小儿发热的病因很多，各种病毒，细菌，寄生虫感染，变态反应，疫苗接种等，均可引起。

（二）小妙招

1. 药膳

（1）萝卜生姜汤

材料：香菜的根茎4~5根、生姜3~4片、白萝卜取中间白色段切成片，连根须的大葱白1~2根。

用法：把以上食材一起煮水喝，可以起到快速退热的功效。此方适用于儿童感冒发烧。

（2）红糖葱姜汤

材料：连根须大葱3棵、生姜3~5片、红糖少许。

用法：把大葱、生姜加水煮成1碗，再加点红糖，趁热喝下，捂汗，出汗后烧即可退。此法适用于感冒发烧初期。

（3）取金银花10克、菊花10克。将金银花、菊花加水煮 15 分钟，取汁当茶饮。有清热解毒作用。

（4）冬瓜 250 克、荷叶 1 张。将冬瓜洗净，连皮切块。荷叶切碎，加水煮汤，汤成后去荷叶加盐喝汤。有清热化痰、利尿、退热的作用。

2．其他

（1）冷湿敷

用冷、湿毛巾湿敷，也可用不漏水的塑料袋盛冰块外裹干毛巾敷头、颈、腋窝和腹股沟。

（2）温水浴

若小儿发热时出现四肢冰冷，不能用冷湿敷，要改用温水浴，用软毛巾擦拭。直至皮肤发红转暖时，可起到散热降温作用。

即用 32～36℃的温水擦浴或浸浴。擦浴是用温水擦洗或按摩小儿全身的皮肤；浸浴是让小儿身体沉入水中；温水浴能刺激小儿皮肤，利于排汗，从而迅速有效的降温，每次温水浴以 5～10 分钟为宜。

59

温馨提示

如小儿发高热，精神状况、面色、呼吸及饮食不好，有过高热惊厥的小儿再次发高热，物理降温是不理想的，应立即到医院就诊，或在医生指导下，给病儿服用适当的药物。

三、小儿鼻塞

（一） 疾病简介

小儿的呼吸通道，如鼻孔、鼻腔比较狭窄，故稍有分泌物或粘膜肿胀就易发生鼻塞。小儿鼻粘膜柔嫩，毛细血管丰富，病毒、细菌感染时，鼻黏膜发生急性水肿，鼻分泌物增多，易造成鼻塞。

（二） 小妙招

1．按摩

用食、中二指按揉迎香穴；当鼻塞不闻香臭时，按之可以通利鼻窍，使香臭得闻的作用。本法主治鼻塞、流涕。

2．药膳

（1）葱白姜汤

材料：葱白、生姜各 15 克。

用法：将葱白洗净，切段；生姜洗净，切片。将葱白和姜片放入锅中，加适量清水，煎取浓汤，然后倒入杯中，让小儿吸入葱白姜汤蒸汽，直至无蒸汽冒出。每日吸 2 次。

功效：葱白能宣通上下阳气，发汗解表；生姜消毒杀菌，散热疏风。二者结合，具有抑菌、杀菌，促进血液循环的功效。适用于小儿鼻塞。

（2）白萝卜生姜汤

材料：白萝卜1个、白胡椒5粒、生姜3片、陈皮1片。

用法：将白萝卜洗净，去皮，切片；生姜洗净去皮，切丝；白胡椒、陈皮洗净。将这4种材料放入锅中，加水煎30分钟即可，每日饮汤2次。

功效：白萝卜清热生津，凉血止血。《本草纲目》记载，白萝卜能"大下气、消谷和中、去邪热气"。白胡椒性温热，善于温中散寒，可促进发汗解表，治疗风寒感冒，对胃寒所致的脘腹冷痛、肠鸣腹泻也有很好的缓解作用。本品具有通利鼻窍、下气消痰的功效，适用于治疗小儿鼻塞。

（3）豆腐生姜糖水

材料：豆腐500克、生姜10克、红糖、白糖各10克。

用法：生姜洗净，切丝。将豆腐洗净，当中挖空，纳入生姜丝、红糖、白糖，放入碗内隔水蒸30分钟，去除生姜丝，一次吃完，每日1次，连服4次。

功效：豆腐宽中益气、调和脾胃、消除胀满、通大肠浊气、清热散血。生姜散温，益脾胃，善温中降逆止呕，除湿消痞、止咳祛痰。本方具有清热的功效，适用于咳嗽痰喘、鼻塞等症。

61

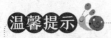 温馨提示

　　有过敏性鼻炎的小儿要避免接触尘土、螨虫、真菌、动物皮毛、羽毛等过敏原。如不用羽绒枕头、羽绒被和席梦思床垫；不要让小儿亲近猫、狗、鸟等宠物。在花粉播散的季节，不带小儿去花草树木茂盛的地方，更不能随便采摘和闻花草。如鼻塞小儿咳嗽，发热，伴精神、呼吸、面色、饮食不好等，或者是家长取不出的异物鼻塞时，要及时去医院诊治。

四、小儿打嗝

（一）　疾病简介

　　打嗝是婴儿期一种常见的症状。小儿打嗝通常是因为喂奶姿势不当、进食太急、太快、过冷、过烫，或者在宝宝过度饥饿及哭得很厉害的时候喂奶，吸入了太多的空气，腹胀，膈肌痉挛收缩而引起打嗝。膈肌运动是受自主神经控制的，孩子出生后一两个月，由于调节横膈膜的自主神经发育尚未完善，当受到轻微刺激，吸入冷空气，或吸奶太快时，膈肌会突然收缩，引起快速吸气，同时会发出"嗝嗝"声音。

（二）小妙招

1．按摩

取一根棉签，放入小儿口中，按摩前软腭正中线一点，此点的位置正好在硬、软腭交界处稍后面。诱发咽反射，能使患者突然屏气，从而干扰打嗝的神经反射活动。一般按摩一分钟就能有效地控制呃逆。

2．药膳

（1）橘皮生姜水

材料：鲜橘皮、生姜各6克、白糖适量。

用法：将橘皮洗净；生姜洗净，切片，放入锅中沸水煮3～4分钟。加少许白糖，加盖焖5分钟即可，可多次饮用。

功效：鲜橘皮有理气调中、燥湿化痰功效，可用于治疗脾胃气滞、脘腹胀满，呕吐，或湿浊中阻所致胸闷、纳呆、便溏等症。本方具有疏畅气机、化胃浊、理脾气的作用，适用于打嗝患儿。

（2）柿蒂生姜茶

材料：柿蒂9克、生姜6克、蜂蜜适量。

用法：将柿蒂、生姜用清水洗净，切片，入锅煎汁，取汁后，调入适量蜂蜜即可服用，一般1剂后可见效果。须注意服药后要避风寒，忌寒凉食物。

功效：柿蒂味苦、性温，入肺、胃经，降逆止呕，适用于治疗胸满呃逆。生辛而散温，益脾胃，善温中、降逆、止呕、除湿消痞、止咳祛痰。本方具有降逆止呕、温胃的功效，适用于天冷导致的胃部受寒引起的打嗝。

3. 其他

（1）小儿受凉引起的打嗝

要注意给小儿胸、腹保暖，平和地喂温开水或温牛奶。母乳是最好的止打嗝的方法，让小儿吸一吸，然后抱起小儿轻轻地拍拍他的小后背，一般情况下打嗝都会缓解的。

（2）小儿吃奶过急、过快、过多或奶水凉而引起的打嗝

将小儿抱起后刺激口唇或小脚底，促使小儿啼哭，让小儿哭闹，当小儿大声哭闹的时候，可以使小儿的膈肌收缩突然停止，从而止住打嗝。或者让小儿头靠家长肩上、直立站在家长腿上，轻轻拍小儿的背，可避免连续打饱嗝。

（3）采用深呼吸或屏气法

可教小儿做几次深呼吸，有可能止住打嗝。如果是大一点的小儿，可教小儿屏住呼吸 30～45 秒，打嗝症状也会立即缓解。

温馨提示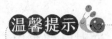

　　平时喂奶姿势要做好，进食时也要避免过冷、过烫、太急、太快。小儿尽可能要在安静的状态与环境下，千万不要在小儿哭得很厉害的时候以及过度饥饿时喂奶。

　　如果小儿频繁地打嗝不能停止，哭闹，同时并有食欲、精神变差就应到医院诊治。

五、小儿腹泻

（一）疾病简介

　　小儿腹泻病是指由多种病原、多种病因引起的大便次数增多（数次到数十次不等）和大便性状改变（如稀便、稀水样便、蛋花样便、粘液便、脓血便等）为特点的消化道综合征，可伴有发热、呕吐、腹痛等症状及不同程度水、电解质和酸碱平衡紊乱。主要致病因素为病毒、寄生虫、真菌或者肠道外感染、滥用抗生素所致的肠道菌群紊乱、过敏、喂养不当及环境污染、气候变化等。

（二）小妙招

1. 按摩

（1）穴位：板门。

位置：手掌面大鱼际平面。

操作：用拇指按揉板门，顺时针、逆时针都可以。从腕横纹推向拇指根可以止吐。反之，从拇指根推向横纹，可以止泻。

功用：健脾和胃，消食导滞。

主治：食积、腹胀、食欲不振、呕吐、腹泻、嗳气等。

（2）穴位：手阴阳。

在掌侧腕横纹的桡侧（拇指侧）称为阳池，尺侧（小指侧）称为阴池。

用两拇指自掌侧腕横纹中央（总筋穴）向两旁分推，称为分手阴阳。具有平衡阴阳，调和气血，行滞消食的功效。适用于治疗寒热往来，腹胀、腹泻、呕吐、食积、烦躁不安。

2. 药膳

（1）胡萝卜汤

材料：胡萝卜1个、白糖少许。

用法：将胡萝卜洗净，切开去茎，切成小块，加水煮烂，再用纱布过滤去渣，然后加水成汤（按500克胡萝卜加1000毫升水的比例），最后加糖煮沸即可。每天食用2~3次，每次50~100毫升，腹泻好转后停用。

功效：胡萝卜是碱性食物，所含果胶能使大便成形，吸附肠道致病细菌和毒素，是良好的止泻抑菌食物。本方适用于小儿腹泻。

（2）胡萝卜泥

将胡萝卜洗净切丝，煮熟捣烂如泥，由于胡萝卜是碱性食品，含β胡萝卜素，在体内可转化成维生素A，还含有果胶，有促进大便成形及吸附肠粘膜细菌和毒素的作用，是一种良好的止泻食物。

（3）焦米糊

先将大米粉放进锅中用文火炒至淡黄色，闻到焦米香时即可，不宜过焦。食用时用焦米粉加水煮，边煮边搅拌，直到煮开，然后加入少许白糖即成。米粉炒黄后，淀粉变成了糊精，更易消化，其中一部分炒焦成炭，炭末具有吸附作用，故对婴儿腹泻较为适用，在民间广为采用。

3. 其他

（1）3岁以下小儿大便开始稀溏，可以用双手摩擦手心发热轻覆在婴儿肚脐上，每天做20次，大便渐能成形。

（2）止泻敷脐散

材料：吴茱萸、炒苍术各60克、丁香15克、白胡椒、木香各6克、米醋适量。

用法：将上述诸药焙干研粉，混合均匀，装瓶密封备用。每次取药粉3克，用热稠米汤或米醋调匀，将调好的药糊温敷于脐部，外加塑料薄膜隔湿，纱布覆盖，固定。每天换药1次，连用3天。

功效：吴茱萸性热、味苦，常用于治疗肝胃虚寒、阴浊上逆所致的头痛或胃脘疼痛等症。此方可温中散寒，止泻，适用于小儿中寒、腹泻、腹痛。

（3）腹泻较轻症可减少奶量，以盐开水、米汤、淡茶水等代替，自制口服补液盐预防小儿脱水（1000毫升开水（或米汤）、加18克食用糖和3克食盐）；尽量让小儿多饮，预防脱水或电解质紊乱。

温馨提示

小儿腹泻时，进食和吸收减少，加上疾病消耗，更易致营养不良，如果患儿有食欲，在相对平时进食稍减量的情况下，应继续喂养，不提倡禁食。母乳喂养的孩子仍哺母乳；人工喂养的孩子，应喂不含糖的奶粉，也可给予稀释牛奶，已添加辅食的孩子可吃稀粥或面条，以补充疾病消耗和小儿生理需要。

家长可以用米汤加少量盐给小儿喂食，也可以给孩子喂口服补液盐水，少量多次地喂，补充丢失的液体及电解质，防止小儿腹泻脱水和电解质紊乱。

如患儿属于重度腹泻，呕吐严重，脱水严重，不能饮水及进食，需及时到医院诊治。

六、小儿遗尿

（一） 疾病简介

儿童在 3~4 岁开始控制排尿，如果在 5 岁以后还经常性尿床，如每周 2 次以上并持续达 6 个月，称为"遗尿症"。小儿遗尿症通常系指儿童 5 岁后仍不能控制性地排尿而尿湿裤子或床铺，无明显的器质性病变。

现代医学认为是与儿童大脑发育不全或蛲虫病等有关，也可因精神因素引发，如突然惊吓、过度疲劳或兴奋、睡眠过深等。主要表现为每睡必遗或一夜数遗，或时遗时止持数月或数年。中医认为多因小儿肾气不足，下元虚冷，不能温养膀胱，而致膀胱气化失调、闭藏失职、不能控制排尿；或肺脾气虚膀胱失约；或肝经湿热而致膀胱和尿道括约肌失常所致。

（二） 小妙招

1. 药膳

（1）莲子粥

材料：莲子粉 20~30 克、粳米 50 克。

用法：取以上材料，加适量的水熬粥，每天食用 2 次。

功效：清热泻火、益肾涩精，养心安神、肾虚遗精、小便不禁、心神不宁。适用于不眠、遗尿症。

（2）益智仁炖猪肚

69

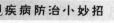

材料：鲜猪肚一只、益智仁9克。

用法：把猪肚切开洗净，将益智仁放入肚内，炖熟后，食用猪肚和益智仁及喝汤，每日1次，连服3日可见效。

功效：益智仁温脾，止泻，摄唾，暖肾，固精，缩尿。常用于治疗脾寒泄泻，腹中冷痛，口多唾涎，肾虚遗尿，小便频数，遗精白浊。本方主治脾肾虚寒，腹痛腹泻，或肾气虚寒所致的小便频数、遗尿等症。

（3）缩泉丸

材料：山药180克，乌药180克，益智仁180克。

用法：上药研细末，制成水泛丸。每次服9克（儿童酌减），日服2次，温开水送下；也可改用饮片作汤剂，水煎服。

功效：本方的益智仁、山药可温补脾肾，固涩小便；配以乌药可理气散寒，温肾，除膀胱冷气。合而用之，有温肾止遗，缩尿固涩的功效。

（4）枸杞羊肾粥

材料：枸杞100克、羊肾1个、羊肉60克、粳米50~100克、葱白2根、盐少许。

用法：先将羊肾切开后洗净，去内膜，切细；再把羊肉洗净后切碎；葱白洗净，切小段。把枸杞洗净，煎汤后去渣，入羊肾、羊肉、葱白、粳米一同熬粥，粥成后加盐少许，当早餐食用。

功效：《本草纲目》记载："枸杞，补肾生精，养肝，明目安神，令人长寿"。羊肾含有丰富蛋白质、维生素 B_6、铁、磷、硒等营养元素，有生精益血、壮阳补肾功效。本品可补肾阳，治小儿因肾气虚弱引起的遗尿。

2. 其他

训练小儿白天憋尿可作为一种方法，在白天延长小儿两次尿的时间，每当出现尿意时主动控制暂不排尿，开始可延迟几分钟，逐渐延长时间，增加膀胱的容积，训练膀胱括约肌，帮助小儿了解如何控制小便。

温馨提示

从小养成按时排尿的习惯，白天玩耍不要太疲劳。不要打骂或恐吓小儿，睡前让小儿排小便。积极查治可能引发小儿遗尿的其他病症。

孩子睡前（一般从晚饭后开始）少喝水、喝饮料和吃水果，可减少入睡以后膀胱内贮存的尿量。

71

七、小儿盗汗

（一）疾病简介

小儿盗汗主要是指小儿睡则汗出，常常汗湿衣服，而醒后汗止的症状，且常伴有夜啼，厌食，头发稀疏缺少光泽，面色苍白，或萎黄，大便不调（或干燥或不成形），倦怠乏力，手足心热，舌质淡，苔薄或有剥脱苔，脉细无力。

（二）小妙招

1. 药膳

（1）泥鳅汤

材料：泥鳅120克、盐、植物油各适量。

用法：泥鳅用热水洗去黏液，剖腹去除肠脏，用油煎至金黄色，加水2碗煮至半碗，放入少许盐调味，饮汤吃肉，每天1次，小儿则分次饮汤，不吃肉。连服3~5天。

功效：泥鳅性平，味甘，具有暖脾胃、祛湿、疗痔、壮阳、止虚汗、补中益气、强精补血之功效，是治疗急慢性肝病、阳痿、痔疮等症的辅助佳品。本方有补气益阴之效，适宜盗汗者食用，民间常用治疗小儿盗汗，功效较显著。

（2）小麦止汗饮

材料：浮小麦50克，五味子10克，冰糖适量。

用法：用冷水将浮小麦、五味子淘净后浸泡半日，加500毫升水，文火煮开30分钟，最后浓煎约100毫升。根据口味酌加冰糖调味，每日口服2次，每次50毫升。

功效：浮小麦有养阴固表的功效，可除虚热、止汗，主治阴虚发热、盗汗、自汗等症。本方适用于阴虚体弱引起的盗汗、自汗，入夜加重、汗出涔涔，气短神疲、面色无华等症。

（3）生地乌鸡汤

材料：生地黄 150 克、乌鸡 1 只、饴糖 100 克、红枣 15 克。

用法：将乌鸡去内脏，洗净；将生地黄洗净，切碎；红枣洗净，去核。把生地黄、红枣与饴糖拌匀，放入鸡腹内蒸熟即成。每日 1 次。

功效：生地黄味甘，性寒，滋阴凉血，清热生津，养血。《神农本草经》记载："久服（生地黄），轻身、不老"。乌鸡味甘、性平，补虚劳亏损，治消渴、恶心、腹痛。此方具有滋阴、止盗汗的作用。

2. 其他

（1）夏季气候炎热，小儿活泼好动，汗多，每天应及时给小儿喂淡盐水。

冬秋季节，小儿的衣着及盖被要适当。家长触摸小儿手脚温暖，身上没有汗渍感。给小儿穿或盖得过多易出汗，衣服弄湿，没有及时换掉，小儿用自己的身体温度捂干湿衣服，易受凉而引起感冒发烧及咳嗽。

（2）小儿应多在户外活动接触日光，不要隔着玻璃晒太阳。早产儿、经常腹泻或有其他消化道疾病的小儿应注意适量加用维生素 D。

73

温馨提示

　　小儿盗汗需与生理性多汗相区别。小儿时期由于生长发育快，新陈代谢旺盛，皮肤含水量大，微血管分布较多，体内产生的热量和废物相对比成人多，同时因小儿的肾脏发育尚未完善，故排泄废物有一定的限度，因此对小儿来说，除通过大小便排泄外，出汗也是一个重要的排泄途径，尤其需要通过汗液的蒸发来散发体内的热量。如果经常有睡则汗出，常常汗湿衣服，而醒后汗止，则为盗汗，故需辨别清楚。

八、小儿湿疹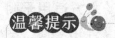

（一）疾病简介

　　小儿湿疹是一种变态反应性皮肤病，即过敏性皮肤病。本病好发于额部眉毛、两颊、头皮、耳廓周围等头面部位，以后逐渐蔓延至颈、肩、背、四肢、肛门周围、外阴部位等皮肤皱褶处，甚至全身都有疹子。起病之初小儿皮肤发红、出现皮疹、继之皮肤发糙、脱屑，抚摩皮肤如同触摸在砂纸上一样，遇热、遇湿都可使湿疹症状表现显著。

　　本病是由内外因素所致，内因：有慢性消化系统疾病、胃肠道功能性障碍、肠道寄生虫病；情绪变化、精神紧张、疲劳、失眠；感染病灶、新陈代谢障碍及内分泌功能失调等，可产生湿疹或加重病情。外因：指生活环境中的物理和化学物质等刺激因素。各种化学物质，如药物、染料、肥皂、化妆品、油漆；物理刺激，如日光、紫外线、寒冷、潮湿、炎热、干燥、摩擦、纤维异物（动物皮毛、麦芒）等，均可诱发湿疹。引起小儿湿疹最主要因素仍是过敏因素，所以有过敏体质家族史的小儿就容易发生湿疹。

（二）　小妙招

1. 药膳

（1）银花野菊水

材料：金银花、野菊花、蛇床子各10克、生甘草6克。

用法：将金银花、野菊花、蛇床子、生甘草一同放入锅中，加适量清水煎煮，干性湿疹可洗患处，每日2~3次；湿性湿疹外洗后再涂黄柏软膏（黄柏粉3克、锻石膏粉9克、枯矾4.5克、青黛3克，加菜油适量调和），每日3~4次外用。

功效：本方既能疏散风热，还善清解血毒，适用于治疗各种热性病，如身热，发疹、发斑、热毒疮痛、咽喉肿痛等症。

（2）白菜萝卜汤

材料：新鲜白菜100克、胡萝卜100克、蜂蜜20毫升。

用法：将白菜洗净，切碎；胡萝卜洗净去皮，切成小块，再切碎；将白菜与萝卜混合，按2碗菜1碗水的比例放于锅内，煮5分钟即可食用，饮汤时加入蜂蜜或白糖调味，每日2次。

功效：此方具有清热除烦、解渴利尿、通利肠胃、清肺热、抗炎抗过敏的功效，适用于初起湿疹小儿食用，可消解燥热之气。

（3）绿豆海带汤

材料：绿豆30克、海带10克、鱼腥草10克、甘草3克、白糖适量。

用法：先洗净海带、鱼腥草、将鱼腥草加适量的水煎20分钟，去渣取汁，然后加入绿豆、海带煮熟，加入白糖调味饮用，每天1剂，连服5~7剂。

功效：海带含大量纤维和无机元素（钾，碘含量丰富），有补碘、通便和利尿的功能；绿豆解暑，消暑止渴除湿，两者在一起可以解毒，能排除体内的铅物质。鱼腥草具有抗菌、消炎、助消化、清热、解毒、抗过敏、抗辐射、防癌抗癌等作用。本方适用于多部位出现湿疹的小儿食用，有较好的效果。

2. 其他

（1）中药清沥草煮水取汁，擦洗患处，一日3次，该法简便易行，无副作用，对小儿湿疹有效。

（2）冷湿敷

用完全溶解的1:10000高锰酸钾溶液湿敷，用4~

6层细纱布，以不滴水为适度，将湿纱布敷于疹子面上，每日2~3次。如疹面红肿逐渐消退、渗液减少，疹面已干燥，即可停止湿敷，湿敷的液体不宜过冷，否则易引起感冒。如室温低时应将药液加温后再湿敷。

温馨提示

尽量寻找过敏原，如果对某种食物或环境因素过敏，应尽量避免让小儿接触可能引起过敏的物质。小儿应避免接触羽毛、兽毛、花粉、化纤等过敏物质。如有牛奶过敏的小儿，可以把牛奶煮沸几分钟以降低过敏性；如仍过敏可用豆浆、羊奶等代替牛奶喂养，家长应当尽量减少或停止给小儿进食牛奶以及相应食品。

九、小儿荨麻疹

（一）疾病简介

小儿荨麻疹，俗称风疹团，是一种常见的过敏性皮肤病。儿童在接触过敏原之后，身体不特定的部位皮肤出现一块块形状、大小不一的风疹块，伴有瘙痒等不适感。一般急性起病，往往有皮损，为局限性红色、大小不等的风团，开始散在，逐渐可随搔抓而增多增大，感觉剧烈瘙痒、有灼热感。导致荨麻疹的原

77

因很多，可能是鸡蛋、牛奶，甚至可能是母乳，或者是某种药物、食物、花粉、尘螨、霉菌、动物皮屑等过敏原。遗传性过敏体质的小儿，更易患小儿荨麻疹。

（二）小妙招

1. 药膳

（1）芋头煲猪排骨

材料：芋头 50 克、猪排骨 100 克。

用法：将芋头洗净去皮，切块；猪排骨洗净，斩块；将芋头、猪排骨一同放入砂锅中，加入适量清水，用文火煲熟即可，每日 2 次。

功效：此品具有益胃、消肿止痛、解毒、补中益肝肾、散结、调节中气、化痰、通便、益胃健脾、添精益髓等功效，适用于丘疹状小儿荨麻疹。

（2）羊肉香菜汤

材料：羊肉 50 克、香菜 50 克、白酒适量。

用法：将羊肉洗净，切成片；香菜洗净，去根，切段；将羊肉片、香菜段放入锅中，加入适量清水，倒入几滴白酒，煮 1 个小时即可。分 2 次服完。

功效：本方具有补肾壮阳、暖中祛寒、温补气血、开胃健脾功效，适用于皮疹透发不畅，感冒无汗等症。

（3）马蹄清凉散

材料：马蹄 200 克、鲜薄荷叶 10 克、白糖 10 克。

用法：马蹄洗净去皮，切碎搅汁，放入杯中；鲜薄荷叶洗净，加白糖捣烂后放入马蹄汁中加水至 200

毫升，搅拌均匀，多次饮用。

功效：本方具有凉血、祛风、止痒的功效，辅助治疗荨麻疹，属血热者，症状为皮疹红色，灼热瘙痒，口干心烦，发热，舌红苔薄。

2. 其他

（1）小儿发病时痒得厉害，可以外涂炉甘石洗剂等药水，以减缓瘙痒症状，以防患儿搔抓皮肤，可用其他办法分散患儿的注意力，不要让小儿总注意皮肤瘙痒。

（2）口服氯雷他定糖浆，主要用于缓解过敏性鼻炎有关的症状，也适用于缓解慢性荨麻疹、瘙痒性皮肤病。

（3）口服盐酸西替利嗪滴剂，适用于季节性或常年性过敏性鼻炎、由过敏原引起的荨麻疹及皮肤瘙痒。

温馨提示

尽量避免让患儿接触可能引起过敏的物质，根据发病情况找出原因，避免再次接触过敏原，停服、停用引起过敏的药品和食物。

小儿荨麻疹发作大多数是短暂性的，但是也有的会持续很久，小儿荨麻疹如果过敏严重，殃及消化道后，可以发生上腹部疼痛、恶心、呕吐、腹泻等；累及咽喉部，可以引起喉头水肿、呼吸急促，甚至窒息死亡；累及气管及肺部，可以出现咳嗽、呼吸困难、胸闷等。需及时送医院治疗。

第四章

妇科常见疾病防治小妙招

一、乳腺炎

（一） 疾病简介

乳腺炎是指发生在乳房部位的一种急性化脓性疾病，多发生于产后 3~4 周的妇女，尤其是初产妇多见。初期患病者有发热、恶寒，患侧乳房红、肿、热、痛；炎症浸润时可见乳房增大，红肿胀痛，局部触摸有热、硬感，压痛；脓肿期则乳房肿胀处呈持续性啄痛。中医认为本病多因乳头破裂，不能吸尽乳汁；或乳头内陷，影响哺乳，乳汁积滞；或产后情致不舒，肝气郁结，乳络不通，郁而化热，热盛肉腐；或产后乳络阻塞，外流不畅，瘀而成痈。

（二） 小妙招

1. 针灸

（1）取穴

主穴：肩井、天宗。

配穴：足三里、曲池、膻中。

（2）治法：主穴可独取一穴，亦可合用，据病情加配穴。肩井穴仅用患侧，以28号2寸毫针，深刺进针0.5~0.8寸（注意过深会伤及肺尖），用捻转加小提插（切忌大幅度提捣）手法，加强刺激，直至病人能耐受的最大强度，留针。天宗穴，直刺至骨，大幅度提插捻转，使针感最好能向整个肩胛和乳房部放散。余穴均用泻法。留针20~30分钟，留针期间可用艾卷灸针柄和病灶部位。每日1~2次。

2. 按摩

患病者取坐位，医者用一只手在乳房红肿处轻轻按摩2分钟，再自乳房边缘向乳头方向推进数次，然后用右手拇指、食指轻捻乳头，同时左手按压乳中穴，再以双手轮换轻按乳房，使乳汁流出。反复进行3~5次，可使淤积的乳汁充分排出，每日治疗2次。此法简便易行，患病者自己亦可操作，对急性乳腺炎初期极其有效。

3. 药膳

（1）鲜橙汁冲米酒

材料：鲜橙汁80毫升、米酒15毫升。

用法：取一个干净的小碗，倒入适量鲜橙汁（橙汁最好是现榨的，这样比较新鲜，口感也好），将米酒倒入小碗中，搅匀即可服用。每日两次。

功效：橙汁富含维生素：能增强身体抵抗能力；米酒具有补气养血、助消化、健脾养胃、舒筋活血、祛风除湿等功能。适用于急性乳腺炎早期，乳汁排出不畅、乳房红肿、硬结疼痛等症的患病者。

（2）莲藕煮水

材料：莲藕50克、蒲公英40克。

用法：将莲藕洗净，切成片。将莲藕、蒲公英分别用清水冲洗一下，去除杂质，放入锅中，加水煎煮，去渣取汁；取两次过滤药液，混匀后即可服用，每日1剂，分3次温服，连服3~5日。

功效：莲藕具有滋阴养血的功效，可补五脏之虚、强壮筋骨、补血养血、清热、凉血、化瘀；蒲公英具有清热解毒、利尿消炎的功效。适用于急性乳腺炎、乳腺增生患病者。

（3）黄花菜炖猪蹄

材料：干黄花菜25克、猪蹄1只、盐适量。

用法：将干黄花菜发泡，洗净，撕成细丝；猪蹄处理干净，剁成小块，共放入锅中，加水炖煮，加盐调味，煮熟后吃肉喝汤，每日1剂。

功效：黄花菜具有清热解毒、止血、止渴生津、利尿通乳、解酒毒的功效；含胶原蛋白，能下乳，有利于乳汁通畅，对调理乳腺炎有一定帮助。适用于乳腺炎初期的患者。

83

温馨提示

　　产后妇女要注意保护乳头不要破损，每次尽量吸尽乳汁。常按摩乳房，可使乳腺管畅通，利于乳汁流动。

二、产后缺乳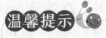

（一）疾病简介

　　产妇在哺乳时乳汁甚少或全无，称为产后缺乳。一般是产妇分娩 3 天以后哺乳时，乳汁分泌过少或全无乳汁。主要表现为，乳汁稀薄而少，乳房柔软而不胀痛，面色少华，心悸气短等；或乳房松软不胀、乳汁清稀；或乳房胀硬疼痛，乳汁黏稠。本病常因气血虚弱或气滞血瘀引起。与产妇的精神情绪、营养状况、休息有关系。任何精神上的刺激如焦虑、烦恼、悲伤，都会减少乳汁的分泌。

（二）小妙招

1. 按摩

自我按摩方法：

（1）坐位，一手手掌按揉另一侧乳房 3 ~5 分钟，力量应轻，揉后有舒适感为度。

（2）五指张开，按于乳房上，然后以五指指腹用力轻轻抓揉乳房10～20次，然后五指向乳头部滑动聚拢，反复操作3～5遍。

（3）双手掌托住乳房，上下轻轻振动100～200次。

（4）拇指按揉膻中、乳根、章门、期门穴，每穴50～100次。

（5）一手手掌置于腹部，逆时针按摩腹部300～500次，以腹部舒适，腹内热流涌动为佳。

（6）拇指分别按揉内关、合谷、足三里穴，每穴100～200次，酸胀为度。

（7）双手半握拳置于背后，以食指掌指关节突起按揉脾腧、胃腧穴，每穴100～200次。

（8）搓揉胸口反射区、胸腹、足部淋巴结反射区、胸反射区、肾上腺反射区，每区50～100次。

2. 药膳

（1）鲫鱼汤

材料：鲫鱼300克、食用油15克、葱花5克、生姜片5克、盐2克、胡椒粉1克、料酒少许。

用法：将鲫鱼去鳞和内脏，洗净。锅烧热，先用生姜片涂抹锅底，放入食用油，待油烧至七成热，放入鱼，煎金黄，加入料酒、清水烧开，用中火炖至汤呈浓白色，加盐、胡椒粉、葱花调味即可。食肉饮汤，每日3次。

85

功效：鲫鱼可补阴血、通血脉、补体虚，还有益气健脾、利水消肿、清热解毒、通络下乳、祛风湿病痛之功效。本方能养血通乳，适用于妇女产后缺乳者。

（2）竹笋鲫鱼汤

材料：竹笋 200 克、鲫鱼 1 条（约 300 克）、黄酒、姜丝、葱花、盐、植物油各适量。

用法：鲫鱼洗净，加黄酒、姜丝、盐拌匀腌渍。竹笋洗净，切丝；炒锅置旺火上，下油，烧至八成热时，倒入竹笋加姜丝，加盐炒匀，加盖稍焖。再倒入鲫鱼块同焖片刻，注入清水 500 毫升，烧开后，转文火煮至熟透，撒上葱花即可。

功效：鲫鱼具有补阴血、通血脉、补体虚、通络下乳、利水消肿之功效；冬笋具有清热解毒、滋阴生津的功效。两者同用，对产后乳汁不行的患病者有较好的食疗效果。

（3）海带佛手豆浆

材料：豆浆 300 克、海带 60 克、佛手 10 克。

用法：将海带洗净，放入锅中，加入适量清水，放入洗净的佛手，以武火煮沸，转文火煎煮 30 分钟，再加入豆浆煮 30 分钟即可饮用。1 次饮服，每日 1 次，连服 5 日。

功效：海带能消痰软坚、泄热利水、止咳平喘、祛脂降压、散结抗癌；佛手能理气健脾、化痰止咳。

本方能行气解郁、散结通乳，适用于产后肝气郁结、缺乳者。

温馨提示

　　对于产后缺乳的情况，应检查乳头是否有凹陷，洗澡时用香皂擦洗并向外拉；产妇要注意休息，保证充足的睡眠，注意饮食营养，多吃水果蔬菜，多吃催乳的花生米、木耳等；保持心情乐观舒畅，不要受精神刺激；产后及早哺乳，并且养成良好的哺乳习惯。

三、月经不调

（一）疾病简介

　　月经不调是指月经周期提前、推后或出血量异常，或是月经前、经期时的腹痛及全身症状。经期超前或错后，经量或多或少，颜色鲜红或淡红，经质清稀或黏稠，并伴有头晕、心悸、心烦易怒、小腹胀满、腰酸腰痛、精神疲惫等。月经不调多见于功能失调性月经紊乱、痛经、闭经、多囊卵巢综合征、经前期紧张综合征、绝经期（更年期）综合征。现代医学认为，许多全身性疾病如血液病、高血压、内分泌失调、流产、宫外孕、葡萄胎、高催乳素血症、肿瘤、乳腺病、结核病输卵管、子宫内膜结核、慢性子宫内膜炎、慢性输卵管卵巢炎等均可引起月经失调。中医认为，本病皆因寒凝、气滞、血热、肝肾亏虚、脾气虚弱、肝郁气滞及思虑伤脾、冲任不固所致。

（二） 小妙招

1. 艾灸拔罐法

选取肝腧、脾腧、命门、肾腧、气海腧、关元腧、腰腧、气海、关元、归来、血海、足三里、三阴交等穴进行治疗。先在上述各穴用艾条温灸 10 ~15 分钟，以局部皮肤红晕为度。后拔罐，留罐 15 分钟，每日 1 次，10 次为 1 个疗程。或者沿督脉的命门至腰腧，足太阳膀胱经的肾腧到次髎来回走罐，直至皮肤出现紫色瘀斑为止，然后在以上穴位拔罐。

2. 按摩

(1) 预备式

平卧床上，双目微闭，呼吸调匀，左手掌重叠于右手背上，将右手掌心轻轻放在下腹部，静卧 1 ~3 分钟。

(2) 按摩下腹

左手掌心叠放在右手背上，将右手掌心放在下腹部，适当用力按顺时针、逆时针作环形按摩 1 ~3 分钟，以皮肤发热为佳。

功效：益气壮阳，交通心肾。

（3）按摩脐周

左手掌叠放在右手背上，将右手掌心放在肚脐周围，适当用力按顺时针绕脐按摩腹部 1～3 分钟，至腹部发热为佳。

功效：温经散寒，调理气血。

（4）揉按关元穴

右手半握拳，拇指伸直，将拇指腹放在关元穴，适当用力揉按 0.5～1 分钟。

功效：滋养肝肾，调经止痛。

3. 药膳

（1）黑木耳红枣汤

材料：黑木耳 30 克、红枣 20 粒。

用法：将黑木耳、红枣分别洗净，加入适量清水，以武火煮沸，转文火煎煮，食用。每日 1 次，连服 7 天。

功效：黑木耳能补气、滋阴、补肾、活血；红枣能补脾和胃、益气生津、调和营卫、补气养血。适用于气虚型月经不调、月经过多者。

（2）当归鸡蛋红糖汤

材料：当归 5 克、鸡蛋 2 个、红糖 100 克。

用法：先将鸡蛋煮熟，剥去壳；与当归、红糖一起入锅，加入适量清水炖 30 钟，即可食用。每周 1～2 次。

功效：当归具有补血活血、调经止痛、润燥滑肠的功效，治月经不调、经闭腹痛、癥瘕积聚、崩漏、血虚头痛等；红糖中含有丰富的铁质，有良好的补血作用。适用于身体虚弱、月经不调者食用。

（3）红枣益母草汤

材料：红枣 20 枚、益母草 10 克、红糖 10 克。

用法：将红枣、益母草分别洗净后放入锅中，加入适量清水，放入红糖，每日早晚各 1 次。

功效：红枣能补脾和胃、益气生津、调和营卫、补气养血；益母草能活血祛瘀、调经、利水，治月经不调、难产、产后血虚、瘀血腹痛等症。本方适用于经期受寒或贫血等造成的月经不调、疼痛、腰酸患者。

温馨提示

注意饮食调节，忌食生冷、辛辣刺激性食物。调畅心情，劳逸结合，适当地锻炼身体，以增强体质。注意经期卫生，经期忌过性生活。月经干净 5 日后治疗，月经来潮时停止。如果经量特别少，经期可以采用饮食调理。

多喝牛奶，可以滋补益气。不要吃辛辣刺激的食物，大蒜、洋葱、韭菜、辣椒以及咖啡等都要少食少饮；油煎、烧烤的食物最好不要吃。

四、痛经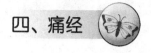

（一）　疾病简介

痛经是指女性正值经期或行经前后，出现周期性的小腹疼痛，伴有腰痛、腹胀、乳房胀痛等症状。原发性痛经以未婚女性多见，月经初潮时就有发生，部分为先天性因素，多见于子宫过度前倾、后屈及子宫发育不良等引起，继发性痛经多见于已婚的女性，常因生殖器官器质性病变所引起，如子宫内膜异位症，急慢性盆腔炎，子宫狭窄、阻塞及子宫黏膜下肌瘤等。中医认为，痛经多因寒凝血瘀、气机不畅、胞脉阻滞或气血亏虚、经脉失养所引发。

（二）　小妙招

1. 艾灸拔罐法

选取膈腧、肝腧、脾俞、气海腧、肾腧、次髎、中极、血海、气海、三阴交、阴陵泉、水道、关元、足三里进行治疗。先在上述各穴用艾条温灸 10 ~15 分钟，以局部皮肤红晕为度，后拔罐，留罐 5 ~10 分钟，每日 1 次，10 次为 1 个疗程。

2. 按摩

热盐外敷按摩法。将 300 克食盐研细，120 克生姜，40 克葱头切碎捣烂，混合炒热后用毛巾包裹热熨小腹部。

3. 药膳

(1) 山楂红糖饮

材料：生山楂肉 50 克，红糖 30 克。

用法：先将山楂用水洗净，放入锅中，加少量清水，用武火煮沸，转文火煎煮，去渣取汁，倒入杯中，放入红糖，搅匀后趁热服用。

功效：红糖具有补中舒肝、止痛益气、调经和胃、活血化瘀、健脾暖胃的功效；山楂具有消食化积、理气散瘀、收敛止泻、杀菌等功效。本方适用于月经不调、痛经、月经延后者。

(2) 艾叶红花饮

材料：红花 3 克、生艾叶 10 克。

用法：将生艾叶洗净，放入杯中，加入红花，冲入开水 300 毫升，盖上杯盖，焖 20～30 分钟服用。一般在月经来前 1 天或来月经时服用 2 剂。

功效：艾叶具有理气血、逐寒湿、温经、止血、安胎的功效；可治心腹冷痛、泄泻转筋、久痢、吐衄、下血、月经不调、痛经、崩漏、带下、胎动不安等症。本方能调经活血，适用于寒凝血瘀所致月经不调、痛经者。

(3) 姜枣红糖水

材料：干姜、红枣、红糖各 10 克。

用法：将干姜、红枣分别用清水冲洗一下，干姜切片，红枣去核，放入锅中加水适量，放入红糖煎煮，喝汤吃红枣。

功效：干姜能温中逐寒、回阳通脉；红枣能补脾和胃、益气生津、调和营卫、补气养血；红糖具有补中舒肝、止痛益气、调经和胃、和血化瘀、健脾暖胃的功效。本方能温经散寒，适用于寒性痛经及黄褐斑。

温馨提示

日常生活要保持良好的心情，消除紧张和压力，经期不宜洗冷水浴，忌过性生活。月经期间要注意防寒保暖。做好饮食的调理，饮食应多样化，不可偏食，忌食生冷、辛辣刺激性食物。应经常食用花椒、茴香、荠菜、香菜、胡萝卜、橘子、佛手、生姜、鸡蛋、动物肝肾、鱼类、豆类等食物。

第五章

眼耳鼻咽喉科常见疾病防治小妙招

一、结膜炎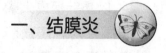

（一） 疾病简介

结膜炎俗称"红眼病"，是指眼部结膜被病毒、细菌感染后引发的炎症。主要表现为，双眼先后发病，患病早期感到双眼发烫、烧灼、畏光、眼红，眼睛磨痛，像进了沙子般难以忍受，继而出现眼皮红肿、怕光、流泪；睡醒起床时，眼皮常被分泌物粘住，不易睁开。严重者伴有头痛、发热、疲劳、耳前淋巴结肿大等全身症状。本病是由于结膜与外界直接接触，容易受到周围环境中的如细菌、病毒及衣原体等感染；或受到外伤、化学物质及物理因素等的刺激，而且结膜的血管和淋巴组织丰富，自身及外界的抗原容易使其致敏。中医称之为"天行赤眼"，多为外感风热邪毒所致。

95

（二） 小妙招

1. 针灸

外感风热型：攒竹、太阳、曲池、合谷。

肝胆火盛型：瞳子髎、太阳、合谷、行间、侠溪（双）。

（1）刺血

主穴：耳尖、耳背静脉、压痛点。配穴：太阳、攒竹、睛明（均体穴）。压痛点位置：以毫针柄或火柴棒，在患者双耳垂上均匀按压，寻得相互对称压痛明显之点。此点与周围皮肤略异，肤色稍深且呈粟粒大小之结节。

治法：主穴可单取 1 穴，亦可结合应用；疗效不明显时再加用配穴 1～2 个。主穴操作：手指反复揉捏耳尖至充血，将耳前折，以三棱针挑破，或在耳背隆起最明显之血管、耳垂压痛点刺血，并用拇食指挤压，一般出血 4～5 滴，重者 7～10 滴。太阳、攒竹点刺并挤出绿豆大血珠。睛明浅刺约 4～5 分，不作提插捻转，留针 15 分钟。

（2）拔罐加刺血

主穴：大椎。配穴：少泽、太阳、攒竹（上为体穴），耳尖、肾上腺、眼（上为耳穴）。

治法：患病者正坐，先取配穴刺络，每次取 2～3 穴，对准穴区，用三棱针点刺，挤压出血数滴，然后以消毒棉球压迫穴位止血。接着，嘱其头略前倾，暴露穴区，取三棱针迅速刺入大椎穴，深 0.5 ~0.8 厘米，即去针，略作挤压，使之血出，用贴棉法或真空拔罐器吸拔，留罐 10 ~15 分钟。每次出血量，成人以不超过 10 毫升为宜，皮肤最好能显现瘀斑。效不佳者，可呈梅花针样点刺即在大椎穴点刺一针，然后在大椎上、下、左、右 5 分处，各点刺一针，再用闪火法或抽吸法拔罐，留罐 5 分钟，出血量约 15 ~20 毫升左右。

2. 按摩

（1）患病者取坐位，医者立其后，两手掌略伸开，拇指指面置于两侧风池穴，其余四指轻轻地扶在旁边，然后用拇指按揉风池穴，再沿颈部两侧施以抹法。

（2）取俯卧位，在肝腧穴用一指禅推法推 3 分钟。

3. 药膳

（1）苦瓜木贼草汤

材料：苦瓜 250 克、木贼草 15 克。

用法：苦瓜去籽，洗净，切薄片，木贼草切 3 ~5 厘米长短节，两味同时放入砂锅，注入清水，文火煎至两碗，将渣滤去服用。早晚各 1 次，3 天 1 个疗程。

功效：苦瓜性寒、味苦，具有解毒、明目的功效；木贼草可清肝明目、止血、利尿通淋。二者合用，对红眼病有一定的食疗效果。

（2）桑菊饮

材料：桑叶、野菊花各 10 克。

用法：将桑叶、野菊花分别用清水冲洗干净，放入锅中，加入适量清水煎煮，去渣取汁，先熏后洗。每日进行数次。

功效：桑叶味苦、甘，性寒，归肺、肝经，有疏散风热、清肺润燥、清肝明目的功效。野菊花用于治疗疔疮痈肿、咽喉肿痛、风火赤眼、头痛眩晕等病症。本方清热消炎，适用于红眼病。

（3）绿豆菊花饮

材料：绿豆 30 克，菊花 12 克，桑叶 12 克。

用法：将绿豆洗净，放入清水中稍微浸泡；菊花洗净，桑叶洗净。将绿豆花、桑叶一起放入锅中，加入适量清水，水煎 2 次，取汁混合，放入白糖，调匀饮服，每日 1 剂，连服 1 周。

功效：绿豆能清热解毒、消肿、散翳明目；菊花疏风散热；桑叶清肺润燥、明目。本品可清热、解毒、消炎，适用于红眼病。

4. 其他

将野菊花用纯净水煮开或用开水冲泡 15 分钟左右。用冷却的野菊花水冲洗眼睛，反复多冲洗几次，再用消毒纱布蘸野菊花水擦洗眼睛 10 分钟以上。

温馨提示

　　结膜炎是一种传染性很强的眼病，治疗期间尽可能避免与患病者及其使用过的物品接触，如洗脸毛巾、脸盆等。尽量不去公共场所（如游泳池、影剧院、超市等）。

　　结膜炎的患病者忌食葱、韭菜、大蒜、辣椒、羊肉、狗肉等辛辣、热性的刺激食物。结膜炎患者亦不宜吃腥发之物，如酒、荠菜、带鱼、黄鱼、鳗鱼、虾、蟹等。患病者可以食用一些具有清热、利湿、解毒功效的食物，如马兰头、茭白、冬瓜、苦瓜、绿豆、菊花、香蕉、西瓜等。

二、耳鸣、耳聋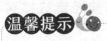

（一） 疾病简介

　　耳鸣是指自己感觉耳内鸣响，如闻蝉声，或如潮声。耳聋是指不同程度的听觉减退，甚至消失。耳鸣可伴有耳聋，耳聋亦可由耳鸣发展而来。耳鸣、耳聋多发于中老年人，也有少数先天性耳聋患者。引起耳鸣、耳聋的原因很多，如血管痉挛、过度疲劳、内分泌失调等原因会引起内耳供血不足、组织缺

99

氧、代谢紊乱导致耳神经感受器损害而造成听力下降，也可由于药物使用不当，对耳蜗神经造成损害所致。

（二）小妙招

1. 针灸

（1）实证

主穴：翳风、听会、侠溪、中渚；配穴：肝胆风火者，加太冲、丘墟；外感风邪者，加外关、合谷。

采用毫针泻法；手、足少阳两经经脉均入耳中，因此取手少阳之中渚、翳风，足少阳之听会、侠溪。疏通少阳经络，清肝泻火。

（2）虚证

主穴：太溪、照海、听宫；配穴：肾气不足者，加肾腧、气海；肝肾亏虚者，加肾腧、肝腧。

采用毫针补法。肾气虚可用小艾灶灸患处。太溪、照海补益肾精、肾气。听宫为局部取穴，可疏通耳部经络之气。

2. 按摩

耳鸣按摩液门穴有较好效果。

3. 药膳

（1）黑豆猪肾汤

材料：猪肾2枚，黑豆60克，盐适量。

用法：将猪肾清洗干净，切片；黑豆洗净，浸泡片刻。猪肾和黑豆一起入锅，加水适量，煲烂熟，加入盐调味即可。

功效：黑豆具有补脾、利水、解毒的功效；猪肾可补肾疗虚、生津止渴。适用于肾虚所致耳鸣、耳聋，有辅助治疗作用。

（2）人参鹌鹑蛋

材料：人参 7 克、黄精 10 克、鹌鹑蛋 12 个、高汤、白糖、食盐、酱油、醋、麻油、水淀粉各适量。

用法：将人参洗净，焖软，切段，放瓷碗中加水蒸 2 次，滤取汁液；将黄精煎两遍，取其滤液，与人参液合在一起。将鹌鹑蛋洗净，煮熟去壳，分一半用药汁、食盐腌渍 15 分钟，另一半用麻油炸成金黄色备用；另用小碗把高汤、白糖、食盐、酱油、醋、药汁、水淀粉兑成汁。另起锅，将所有的鹌鹑蛋同兑好的汁一起下锅，翻炒均匀，淋麻油后即可出锅。

功效：本品可补充铁元素，还能补益肝肾，适用于肾虚以及耳鸣、耳聋患病者有辅助治疗作用。

（3）二参清鸡汤

材料：红参 20 克、桂圆肉 15 克、西洋参 10 克、鸡肉 500 克、食盐适量。

用法：红参、西洋参洗净，浸泡 2 小时；桂圆肉洗净；鸡肉洗净，斩块，入沸水中去血水。将 2000 毫升清水放入瓦煲内，煮沸后加入鸡块、红参、桂圆肉、西洋参武火煲开后，改用文火煲 3 小时，加盐调味即可。

功效：本品具有温中益气、补精填髓的功效，对因肾精不足所致的耳聋、耳鸣有辅助治疗作用。

温馨提示

耳聋、耳鸣的成因比较复杂，有可能是鼻咽部病变、听神经瘤等疾病引起的。如出现耳鸣、耳聋症状应及时就医，在确诊没有严重疾病的情况下再使用药膳偏方。

三、鼻出血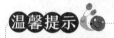

（一） 疾病简介

鼻出血多因鼻腔病变引起，也可由全身疾病所引起，偶有因鼻腔邻近病变出血经鼻腔流出者。鼻出血多数发生于鼻中隔前下部位，该处有扩张的血管形成血管丛，成为鼻中隔易出血区，少数病例出血在鼻腔后方或其他部位。鼻出血多为单侧，亦可为双侧；可间歇反复出血，亦可持续出血；出血量多少不一，轻者仅鼻涕中带血，重者可引起失血性休克；反复出血则可导致贫血。中医认为，非外伤的鼻出血主要是由于肺火、肝火、胃火旺盛，迫血妄行，血溢脉道所致，所以治疗时以清热泻火、凉血止血为主。

（二）　小妙招

1. 针灸

主穴：上星、迎香。配穴：大椎、行间、合谷、禾髎。

（1）主穴为主，取 1~2 穴。如效不显，可加用或用配穴，亦取 1~2 穴。

（2）上星穴用 28 号 1.5~2 寸毫针，沿头皮向囟会方向进针 1.2~1.5 寸，得气后频频捻转 1~3 分钟，待血止后停用手法，如 3 分钟后血仍不止，宜加用其他穴位。

（3）迎香穴，针患侧，针尖向内上方斜刺 3~4 分深。

（4）大椎穴用 1.5 寸毫针先直刺 5 分深，再将针尖斜向前方进针 1 寸，得气后施捻转泻法，以促使针感向前头顶部传导为佳。

（5）行间，左侧鼻孔出血针右侧，右侧出血针左侧，双侧出血针双侧，针刺得气后，施提插加捻转泻法，刺激宜强。

（6）合谷、禾髎刺法同行间。均留针 15~20 分钟，隔 5 分钟行针 1 次。每日 1 次。

103

2. 按摩

首先在手腕内侧横纹处摸到桡动脉搏动处，寻取太渊穴；微屈肘关节，在肘横纹上粗大肌腱（肱二头肌肌腱）的外侧寻取尺泽穴，将太渊与尺泽连线，十二等分，在距太渊七分、距尺泽五分的地方寻取孔最穴。用力点按此穴，直至鼻血止。另可按摩耳穴。主穴：肺：心、气管区周围处。内鼻：在耳屏内侧面上1/2处。肾上腺：耳屏游离缘下部尖端。外鼻：耳屏外侧面中部。缘中：对耳屏游离缘上，对屏尖与轮屏切迹之中点处。

3. 药膳

（1）甘蔗雪梨汁

材料：甘蔗 2000 克、雪梨 1000 克。

用法：先将甘蔗洗净，去皮，切成 2 厘米长的小段，榨汁，过滤，备用。将雪梨洗净，去皮，切成小块，放入榨汁机中榨成浆汁，用洁净纱布过滤，取汁放入容器中，加入甘蔗汁，混合均匀即成。早晚 2 次分服。

功效：此方具有凉血止血、滋阴润燥、清热解毒、润肤润肠的功效，适用于肺热鼻出血者。

（2）鲜芦根饮

材料：鲜芦根 150 克、蜂蜜 20 克。

用法：鲜芦根洗净，切成段，放入砂锅，加水浸泡片刻，煎煮 30 分钟，用洁净纱布过滤取汁，放入容器，加入蜂蜜调味即成。早晚2次分服。

功效：芦根具有清热生津、除烦、止呕、利尿的功效，加入蜂蜜同服，对肺热上壅型鼻出血尤为适宜。

（3）蜜饯鲜桑葚

材料：新鲜成熟桑葚500克，蜂蜜150克。

用法：将桑葚拣杂洗净，去蒂柄，入锅，加水少许，用文火熬至汤汁将干时加入蜂再煮沸即成。当做蜜饯随意服食，每日服食以50克为宜。

功效：桑葚具有滋阴补血、生津润燥的功效；蜂蜜可调补脾胃、润肠通便、润肤生肌。适用于肝肾阴虚型鼻出血患病者。

4. 其他

（1）小蓟塞鼻孔，鼻出血立止

小蓟或大蓟30～50克洗净，加适量的水煎煮取汁，每天服用2～3次，或代茶饮，服用时可加少许白糖调味。或取新鲜的小蓟3～5克洗净研碎塞入出血的鼻孔，鼻出血可立止。

温馨提示

　　流鼻血时，人们都习惯于将头向后仰，鼻孔朝上，认为这样做可以止血，其实是错误的。正确的做法是，取坐位或半卧位，头稍稍前倾，应该轻压鼻孔止血，在额部和颈部进行冷敷。容易鼻出血的人平时饮食要清淡，要多吃果蔬，少吃热性食物，如羊肉、葱姜；培养良好的生活习惯，不要挖鼻孔，防止外伤刺激。

四、慢性鼻炎

（一）疾病简介

慢性鼻炎是指鼻腔黏膜下层的慢性炎症。单纯性鼻炎的主要症状有鼻塞、流涕、打喷嚏、头痛、头昏，且伴鼻痒感，还可有头痛，记忆力下降等。过敏性鼻炎的典型症状有鼻痒、喷嚏连连、疏清鼻涕、间歇性鼻塞等。慢性鼻炎多因急性鼻炎反复发作或失治而造成。也可因慢性扁桃体炎、鼻窦炎及邻近组织病灶的反复感染或气体、粉尘、花粉等长期刺激引发本病。中医认为，本病属"伤风"、"鼻渊"范畴。多因外感风寒、风热，迁延日久而致脉络受阻、气血壅滞鼻窍而成，也可因脾肺气虚、肺气失宣、脾失健运而引发。

（二）小妙招

1. 艾灸法

选取迎香、印堂、攒竹、阳白、太阳、肺腧、风

门等穴进行艾灸治疗。以上穴位轮流艾灸，每次 30 ~
60 分钟。

2. 刺血拔罐法

选取大椎、肺腧、足三里、风池、曲池等穴。常
规消毒，先用三棱针挑刺穴位，然后将罐吸拔在穴位
上，留罐 10 ~ 15 分钟，每周 2 次，症状缓解后改为每
周 1 次，5 次为 1 个疗程。

3. 按摩

按摩可以通过刺激经络、腧穴来改善鼻部的血
液循环，使鼻腔通畅。用手指在鼻部两侧自上而下
反复揉捏鼻部 5 分钟，轻轻点按上迎两侧鼻唇沟各
1 分钟。然后拇指依序交替推揉印堂穴 50 次，用手
的大鱼际从前额分别推抹到两侧太阳穴 1 分钟，按
揉手太阴肺经的中府、尺泽、合谷各 1 分钟，最后
按揉风池 1 分钟。提捏颈后正中的督脉经穴，以及背
部后正中线两侧的华佗夹脊穴，自上而下，反复 3 ~ 5
次。然后再重点揉按肩井 3 ~ 5 分钟，按揉肺腧 1 ~ 3
分钟。

4. 药膳

（1）菊花栀子饮

材料：菊花、栀子、枸杞各 10 克，薄荷、葱白各
3 克，蜂蜜适量。

用法：将葱白洗净，切段；将菊花、栀子、薄荷、

107

枸杞用清水冲洗，再用沸水冲泡，取汁去渣，加蜂蜜调匀。可代茶频饮，每日1剂，连用3~5日可起到较好的功效。

功效：菊花具清热解毒；栀子有泻火除烦，消炎祛热、清热利尿、凉血解毒之功效。二者与薄荷、葱白、枸杞等同食，可清热解毒、泻火除烦、清肝明目，适用于风热感冒、头痛眩晕、目赤肿痛、眼目昏花、火热炎上所致的鼻炎患病者。

（2）石斛粥

材料：鲜石斛20克、粳米30克、冰糖适量。

用法：先将鲜石斛加适量清水煎煮，去渣取汁；粳米洗净，浸泡半小时；用药汁熬粳米成粥，加入冰糖，早晚服食。

功效：鲜石斛具有益胃生津、滋阴清热的功效；冰糖可润肺、止咳、化痰、去火，三者合用煮粥，适用于干燥性鼻炎患者自觉鼻内干燥不适，或有刺痒、异物感，常引起喷嚏，易出血等患病者。

（3）芝麻蜂蜜粥

材料：芝麻50克，粳米200克，蜂蜜50克。

用法：将芝麻炒熟，研成细末；粳米洗净，用文火熬至米熟后，加入芝麻末和蜂蜜，熬至粥成。早晚食用。

功效：黑芝麻具有补肝肾、滋五脏、益精血、润肠燥等功效；蜂蜜能滋养、润燥、解毒、美白养颜、润肠通便，二者与粳米一起煮粥，可滋阴润燥，适用于干燥性鼻炎、便秘等症。

5. 其他

（1）白萝卜汁

白萝卜100～150克，洗净切片，加适量的水煎煮取汁食用，食用时可酌情加适量的糖调味。另外，可用榨萝卜汁滴鼻，每天早晚各1次。

（2）丝瓜藤瘦肉粥

取近根部的丝瓜藤5～10克洗净，猪瘦肉50克洗净切成小块，粳米50克。先把丝瓜藤洗净加适量的水煎煮取汁，然后和肉、粳米一起熬粥，早晚食用。

温馨提示

慢性鼻炎患者，要加强体育锻炼，预防感冒。鼻腔有异物的时候，不要用力擤鼻涕，而应该堵住一侧鼻孔擤尽另一侧的鼻腔异物。如果患有急性鼻炎或是鼻腔畸形，要及早去医院治疗。

109

五、咽喉肿痛

（一）疾病简介

咽喉疼痛是指由于各种原因导致咽喉局部炎症而

出现的疼痛现象。一般来说，急、慢性扁桃体炎，急、慢性咽炎，急、慢性喉炎以及咽部脓肿等病症都会出现咽喉疼痛的情况。中医认为，本病外因多为风寒之邪，或风热之邪，咽喉居上，首先感受外邪；内因多为素体阴虚，又嗜食辛辣煎炒，痰热循经上扰咽喉，脉道失利所致。

（二）小妙招

1. 针灸

（1）毫针治疗：实热证，取少商、合谷、内庭、天容。阴虚证，取太溪、鱼际、列缺、廉泉。

（2）耳针治疗：取穴常选肺、大肠、肾。

2. 拔罐治疗

取穴：大椎。

咽喉肿痛多见于现代医学的急性扁桃体炎、急性咽峡炎和慢性咽峡炎，针灸对急性病症有较好的疗效，一般 2~3 次即可有较好效果。慢性咽喉肿痛效果相对差些，需坚持治疗，同时减少烟酒对咽部的刺激作用。

3. 按摩

按压位于足内侧，内踝尖下方凹陷处的照海穴时，不可用蛮力、猛力。中医推拿讲究得气，按压中感到酸、麻、胀就已经达到得气的效果。按压的时间，5~10 分钟即可。为了增强清咽利喉的效果，还可以配合按压列缺穴、太溪穴和天突穴等。

4. 药膳

（1）薄荷糖

材料：白糖500克，薄荷叶30克。

用法：将薄荷叶磨成粉；将白糖放入锅中，加少量水，用文火熬至变稠，倒入薄荷粉，搅匀，用文火熬至可挑起丝（但不粘手）时即可。然后再将熬好的糖倒入抹有食油的大盘中，待稍凉后，用刀切成小块即可。随时服用。

功效：本方具有疏风散热、清头目、利咽喉、透疹、解郁的功效，适用于风热所致的咽喉肿痛。

（2）天冬银耳滋阴汤

材料：银耳50克、天冬20克、红枣15克、枸杞10克、冰糖适量。

用法：银耳用温水泡开，洗净，撕成小块。天冬、红枣、枸杞分别洗净。汤锅加入适量清水，上火加热，放入银耳、天冬、红枣、枸杞，煮至熟，再加入冰糖调味，即可食用。

功效：天冬具有养阴清热、润肺滋肾的功效。适用于治疗阴虚发热、肺痈、咽喉肿痛等症；银耳滋阴润燥，红枣、枸杞滋补肝肾。本方清热化痰、润肺止咳，适用于咽喉肿痛。

（3）百合生地粥

材料：生地30克、百合、粳米各50克、白糖适量。

用法：将生地洗净，加 1000 毫升水，用武火煮至沸腾后改用文火续煮 15 分钟左右，然后去渣留汁于锅中待用，再将百合和粳米放入生地汁中文火慢熬至粥成，加入适量白糖调匀，即可食用。

功效：本方具有清热生津、养心安神的功效，适用于治疗肺胃阴伤、咽喉肿痛、咳声嘶哑等症。

温馨提示

为了防止咽喉疼痛，平日要注意饮食，多吃富含维生素 C 的水果蔬菜，以及富含胶原蛋白和弹性蛋白的事物，如猪蹄、鱼、牛奶等，忌辛辣食物和烟酒。冬春天是咽喉疾病高发季节，要注意保暖防寒。交替按压照海，列缺等穴，有较好的治疗效果。

六、声音嘶哑

（一） **疾病简介**

声音嘶哑又称声嘶，一般在喉部（特别是声带）病变的时候出现。声嘶的程度因病变的轻重而异，轻者仅见音调变低、变粗；重者发声嘶哑甚至只能发出耳语声或失音。由于教师、音乐工作者、职业经理人、商务代表等工作性质关系用嗓过度、发声不当引起声带息肉、声带小结所致声嘶。另外，长期处于粉尘等污染环境中的人群也容易发生声音嘶哑。

（二）　小妙招

1. 按摩

（1）指压喉部：把拇指及其余四指分开，置于喉部两侧及其周围，轻轻着力向上、下、左、右颤动2分钟。

（2）提拿皮肤：用拇、食指捏起喉部气管的两侧皮肤，自上而下沿气管轻轻提拿5～10次。

（3）指按天突：以一手中指指端，置于咽喉下正中部位的天突穴处，用力向下指按1～2分钟，以有酸痛感为佳。

（4）指按人迎：在人迎穴、廉泉穴两穴，各指按1～2分钟。

（5）摩动气管：将一手拇指及其余四指分开，置于咽喉部气管两侧，自上而下反复摩动20～30次。

2. 药膳

（1）胖大海饮

材料：胖大海5枚、冰糖适量。

用法：将胖大海洗净，同冰糖放入碗内，冲入开水，加盖浸泡30分钟后饮用。每天上、下午各1次或频饮。

功效：此品具有清热、解毒、润肺的功效，适用于治疗干咳音哑、咽干喉痛及扁桃体炎，牙龈肿痛等症；对嗓子有保护作用。

（2）咸橄榄麦冬饮

材料：咸橄榄 4 枚、麦冬 30 克、芦根 20 克、蜂蜜适量。

用法：将咸橄榄、麦冬、芦根洗净后一同放进锅中，加两碗的清水，武火煎至水只剩下 1 碗后，滤去药渣，留汁，加入蜂蜜调味，分数次服用。

功效：咸橄榄可生津液、除烦热、开胃降气、利咽止渴、解毒醒酒；麦冬可养阴生津、润肺清心；芦根可清热生津、除烦、止呕、利尿。适用于慢性咽炎，咽部有异物感者。

（3）山楂利咽茶

材料：生山楂 20 克、丹参 20 克、夏枯草 15 克、蜂蜜适量。

用法：山楂洗净，去核，切成小块；丹参、夏枯草用清水清洗一遍。山楂、丹参、夏枯草一同放入锅中，加入适量清水煎煮 30 分钟后，滤取药汁，加入蜂蜜搅匀即可饮用。一日数次，当茶频饮。

功效：山楂可开胃、消食、活血化瘀；丹参可活血通经、排脓生肌；夏枯草可清泄肝火、散结消肿、清热解毒、祛痰止咳。本品适用于慢性咽炎而咽部淋巴滤泡增生明显者。

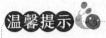

温馨提示

　　注意休息，特别是口干时，多喝水。合理用嗓和少说闲话也是减少声音嘶哑的措施。如有声带息肉、小结和滤泡增生患病者应到医院治疗。

第六章

口腔科常见疾病防治
小妙招

一、牙痛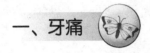

（一）疾病简介

牙痛是指各种原因引起的牙齿疼痛，主要表现为，牙齿疼痛，咀嚼困难，遇到冷、热、酸、甜时牙痛加剧。牙痛多由牙齿本身、龋齿、过敏、牙周炎、颌窦炎等疾病引起。由于牙齿出问题导致其过度敏感，对入口的食物就会比较挑剔，因此要尽量避免冷、热、酸、甜食物刺激。中医认为，牙痛多与风热邪毒、胃火、肝火、虚火上扰及肾阴不足有关。

（二）小妙招

1. 针灸

（1）风热侵袭：牙痛突然发作，阵发性加重，得冷痛减，受热加重，牙龈肿胀；形寒身热，口渴；舌红苔白或薄黄，脉浮数。

穴位：合谷、颊车、下关、风池、外关。

（2）胃炎上蒸：牙痛剧烈，牙龈红肿或出脓血，得冷痛减，咀嚼困难；口渴口臭，溲赤便秘，舌红苔黄燥；脉弦数或洪数或滑数。

穴位：合谷、颊车、下关、二间、内庭。

（3）虚火上炎：牙痛隐隐，时作时止，日轻夜重，牙龈暗红萎缩，牙根松动，咬物无力；腰膝酸软，五心烦热；舌嫩红少苔，脉细数。

穴位：合谷、颊车、下关、太溪、照海、悬钟。

2. 按摩

牙疼选择颊车穴疗效明显，合谷只有临时疗效。采用按压、掐手法。

缓解牙疼需要按摩的主穴是合谷穴和颊车穴。用拇指指尖进行按摩合谷穴，由轻渐重按压 1~2 分钟，可以起到疏风解表、活络镇痛的作用。用双手拇指放于同侧面部颊车穴，由轻渐重按压约 1~2 分钟，可以起到解痉止痛、活血消肿的作用。如果是实火牙疼可以配以内庭穴。虚火牙疼配太溪穴每天坚持按摩 3~4 次，牙疼症状就可得到缓解。

3. 药膳

（1）绿豆荔枝汤

材料：绿豆 100 克、干荔枝 7 颗。

用法：将绿豆洗净，沥干水分；荔枝剥去外壳，放入锅中加适量清水同煮。待绿豆煮熟后，将荔枝、绿豆连同汤汁一起分2次食用，每日2次。

功效：绿豆具有消肿通气、清热解毒的功效；荔枝具有补脾益肝、理气补血、温中止痛、补心安神的功效。本方具清热祛火、消肿、解毒。适用于风火牙痛。

（2）莲心饮

材料：莲心6克、冰糖10克。

用法：莲心洗净；锅中放入适量清水，加入莲心，先用武火煮沸，加入冰糖，续煮至冰糖完全溶化。待稍微冷却后，即可频频饮用。

功效：莲子心可清心去热，止血涩精；与冰糖搭配服用，可清心、安抚烦躁、祛火气，对轻度失眠、牙痛均有较好的治疗效果。

（3）丝瓜姜汤

材料：丝瓜500克、生姜100克。

用法：选鲜嫩的丝瓜洗净，可以不用去皮，切段；生姜洗净后切成片，放入锅中，加适量清水煎煮2~3小时。喝汤，每日2次。

功效：丝瓜有清凉、利尿、活血、通经、解毒之效，与生姜搭配食用，可清热、消肿，止痛，适用于治疗牙龈肿痛、口干、鼻腔出血等症。

4. 其他

（1）生姜缓解牙痛

取生姜一小片，在牙痛时咬在痛处，待缓解后吐掉，必要时可以重复使用。

（2）大蒜止牙痛

取大蒜 1 头捣烂如泥，温热调敷于牙疼痛处，即可缓解由于各种牙病引起的牙痛。待疼痛缓解后吐掉，必要时可以连续使用。

（3）花椒白酒

材料：花椒 10 克，白酒 50 毫升。

用法：将花椒加入适量的水中，煮约 5 分钟，再加入 50 毫升白酒，待水温完全凉后，将花椒滤掉，贮瓶备用。牙痛时，用洁净棉签蘸此水放到牙痛的部位，紧紧咬住，很快就能止疼。对于酒精过敏的人应慎用白酒泡花椒，或者不加白酒只加开水。

功效：本方中花椒具有局部麻醉、止痛的作用，可用作止痛剂对症治疗，能迅速缓解龋齿痛。

温馨提示

积极查找根治可能会引发牙痛的其他疾病。日常生活中要注意口腔卫生，早晚刷牙，饭后漱口；睡前不吃零食，少吃过冷、过甜、过热、过酸的食物。要经常用盐水漱口，盐水有很好的收敛止血作用，具有保护口腔黏膜和牙龈的作用。

二、口腔溃疡

（一）　疾病简介

口腔溃疡是口腔黏膜疾病中发病率最高的一种疾病。分为复发性口疮、口疮性口炎与腺周口疮三种同类异型。复发性口疮溃疡好发于黏膜末角或角化比较差的区域，多见于唇内侧、舌尖、舌缘、颊黏膜、软腭等部位。口疮性口炎损害的好发部位、形态和病程等基本上都与复发性口疮相同，但溃疡数量明显增加，疼痛剧烈、唾液增加、困倦、头痛、低热、继发感染后淋巴结肿大。腺周口疮是一种大而深的溃疡，直径可达1~2厘米，边缘隆起，中央凹陷，多为单个，较少有2个以上，疼痛较上两类更为剧烈。溃疡愈合缓慢，甚至可历数月之久。

现代医学认为，口腔溃疡与免疫力相关联，还与遗传有关系。口腔溃疡的发作，与胃溃疡、十二指肠溃疡、慢性或迁延性肝炎、结肠炎等疾病有关。复发性口腔溃疡首先与免疫有关。此外，贫血、偏食、消化不良、腹泻、发热、睡眠不足、过度疲劳、精神紧张、工作压力大、月经周期改变等，也会造成机体免疫力下降，从而导致复发性口腔溃疡的频繁发作。中医认为，本病多由心脾积热、阴虚火旺引起。

121

（二） 小妙招

1. 艾灸法

选取廉泉、颊车、合谷、内庭、足三里、三阴交、照海等穴进行艾灸治疗，每次选 3~5 个穴位，每次灸15~30 分钟。

2. 按摩

（1） 内庭穴

内庭穴是足阳明胃经的荥穴。荥穴是热症、上火的克星。如果有口臭、便秘、咽喉肿痛、牙痛、腹胀、吐酸水等。每天早晚用大拇指按揉内庭穴 100 次即可。

（2） 太冲穴

太冲穴属于足厥阴肝经，如果把手放在太冲穴上，稍用力就会感觉非常痛，说明肝火旺盛，需要多按摩这个穴位，症状将明显改善。在按摩此穴前，用热水泡脚约 10 分钟，然后用大拇指从下向上推揉 3 分钟即可。

（3） 合谷穴

合谷穴属手阳明大肠经，中医认为"肺与大肠相表里"。如果有牙疼、耳鸣、眼睛红肿、鼻出血、头痛、咽喉肿痛、便秘、发热、口干，或者脸上出现的青春痘，可以按合谷穴来缓解疼痛。穴位按摩起来比较方便，没有固定次数，有空的时候按揉可。

3. 药膳

（1）乌梅甘草饮

材料：乌梅肉、生甘草、沙参、麦冬、桔梗、玄参各10克，蜂蜜适量。

用法：将乌梅肉、生甘草、沙参、麦冬、桔梗、玄参分别洗净，放入炖盅内，加入适量的清水，用文火蒸煮大约5分钟。取汁倒入杯中加入适量蜂蜜，搅拌均匀等稍凉后即可。每日3次，温热服食。

功效：乌梅肉具有敛肺、润肠、生津、安蛔的功效；甘草可补脾益气、清热解毒、缓急止痛；沙参、麦冬、桔梗等都可滋阴清热。因此，本品能清热泻火、生津止渴，可辅助治疗口腔溃疡等症。

（2）胡萝卜苦瓜汤

材料：胡萝卜1根、苦瓜350克、盐适量。

用法：胡萝卜洗净去皮，切片。苦瓜洗净去籽，切片，放入锅中，加适量清水，开中火，待水开后转文火煮熟，加盐调味即可，分3次食用。

功效：本方具有清热解毒、消肿、增强免疫力的功效，对加速口腔溃疡的愈合有较好的食疗作用。

（3）赤小豆薏米汤

材料：赤小豆100克、薏米100克。

用法：先将赤小豆、薏米分别洗净，浸泡数小时。

123

锅内加水 500 毫升，置于火上，武火煮开，倒入赤小豆、薏米用文火煮烂即可。分 3 次食用。

功效：赤小豆具利水消肿、解毒排脓等功效；薏米可健脾利湿、清热排脓。因此，本方可清热解毒、健脾利尿，适用于口腔溃疡患病者。

4. 其他

西红柿（番茄）富含维生素 C、维生素 A 以及钙、铁、磷等微量元素，如果口腔有溃疡，可以通过含漱番茄汁来治疗，而平时多吃番茄也可以起到预防口腔溃疡的作用。

温馨提示

口腔溃疡患病者需注意口腔卫生，每次进食后，可用凉盐开水漱口，防止因食物残渣加重继发感染。要养成良好的卫生习惯，注意不要吃过酸过硬的食物。宜多吃新鲜蔬菜与水果、半流食或软食，如稀饭、面条等。忌食辛辣刺激、油腻性食物，如辣椒、姜、葱、狗肉、牛肉等，戒烟酒。

当患有口腔溃疡应及时到医院检查必要时行病理检查，以明确诊断，对症治疗；切不可粗心大意，如复发性、顽固性口腔溃疡有癌变的可能性。

三、口臭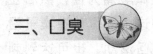

（一）　疾病简介

口臭是指从口腔所散发出的臭气。口腔局部疾患是导致口臭的主要原因，但某些严重系统性疾病也有口臭表现。中医认为：体质强壮、神清气爽、口舌生香是人体正常脏腑功能活动的外在表现。反之则可能是病态的现象。口臭的产生源于人体的各种急慢性疾病，虚火郁热，蕴于胸胃之间则口臭，或肺胃火灼则口臭。胸腹不畅、浊气上逆、虚热内生、胃阴受损、津液不足、逸火上蒸、肺阴受损则气逆上冲；精气血受损则虚火郁热内结，阴虚津亏，胃肠肝胆虚火郁热上蒸，肝火犯胃，火气上炎，脾虚气滞，寒热互结，升降失司而致口臭。

（二）　小妙招

1．按摩

平时按揉手上的大陵穴、后溪穴两个穴位，就可以起到清热泻火、消除口臭的作用。

按摩腕掌横纹中点处的大陵穴能泻火祛湿；用左手拇指按压右手的大陵穴，3～5分钟，然后左右交换。按摩时应稍用力，以感到酸胀微痛为宜。按摩此穴还可缓解足跟痛。

按摩小指根部外侧的后溪穴，可微握拳，用另一只手拇指掐揉 5 分钟，以感到轻微酸痛为佳，然后左右交换。也可以把双手后溪穴的这个部位放在桌子沿上，用腕关节带动双手，轻松来回滚动，也可达到刺激效果。除了消除口臭，按摩此穴还能预防颈腰椎病。

2. 药膳

（1）桂花杏仁茶

材料：绿茶水 100 毫升、杏仁 4 克、桂花 2 克、冰糖 25 克。

用法：先将泡好的绿茶水滤入碗中备用。锅中倒入约 1000 毫升清水烧开，放入洗净的杏仁，倒入绿茶水，再撒上洗好的桂花，轻轻搅拌几下，盖上锅盖，转文火煮约 15 分钟后揭开盖，放入冰糖，再盖上锅盖，煮约 2 分钟至冰糖完全溶化即可，随量饮用。

功效：本方可养心润肺、杀菌消炎、清新口气，对于治疗口臭有较好效果。

（2）莲子萝卜汤

材料：莲子 30 克、白萝卜 250 克、白糖适量。

用法：将莲子去心，洗净；白萝卜洗净，切片。锅内加适量水，放入莲子，武火烧沸，改用文火煮 10 分钟，再放入萝卜片，小火煮沸 5 分钟。最后调入白糖即可，随量食用。

功效：本品具有抑制口腔细菌生长，消除食积的作用，适合于口腔溃疡、胃肠食积导致口臭的患病者食用。

（3）薄荷姜糖水

材料：老姜30克、薄荷叶3克、红糖30克。

用法：姜去皮，洗净，切片。锅中倒入1000毫升水烧热，下入洗净的薄荷叶，用武火煮沸后转文火煮约10分钟至薄荷散发出香味。倒入姜片，拌匀，文火炖10分钟，放入红糖炖至完全溶化即可，随量饮用。

功效：薄荷具有消炎镇痛、止痒解毒、疏散风热的功效；老姜解表散寒、温中止呕，温肺止咳、化痰止咳，解毒。本方适用于脾虚上火所致的口臭患病者。

3. 其他

吴茱萸巧治口臭

吴茱萸5～10克，研成细末，加少许水调成黏糊状，于临睡前敷贴于双脚涌泉穴，用麝香膏固定，每天换药1次。

温馨提示

口臭患者平时要注意口腔卫生，吃饭后要漱口；多喝水，保持口腔湿润；刺激性食品要少吃，多吃蔬菜和苹果；尽可能戒除烟酒，不要嚼口香糖；如果本身患有口腔疾病，要积极治疗，以防引发口臭。

127

第七章
皮肤科常见疾病防治小妙招

一、皮炎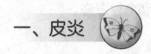

（一） 疾病简介

皮炎是指皮肤对于化学制剂、细菌与真菌等物质的变态性反应。皮炎分为很多种，包括脂溢性皮炎、神经性皮炎、接触性皮炎等。常表现为患部有阵发性瘙痒，出现成群粟粒和米粒大小的呈圆形、多角形或不规则形，表面光滑的扁平丘，淡褐色，皮纹加深，表面覆盖有秕糠状鳞屑。病灶多在头、眼睑、颈、背、肩、前臂外侧、腰和阴部，也有泛及全身，此病症多反复发作。现代医学认为本病的发生与神经系统功能障碍、大脑皮质兴奋抑制过程失衡有关；焦虑、情绪紧张等因素是发病的诱因。中医认为此病多因湿热邪毒蕴于肌肤，使经络阻滞、气血运行失调，肌肤失于濡养所致。

（二） 小妙招

1. 大黄洗浴方

材料：大黄50克。

用法：取大黄干品，去除杂质，放入锅中，加适量清水煎煮，去渣取汁，趁热用药液洗患处，每日1剂，每剂可洗2~3次。

功效：大黄具有攻积滞、清湿热、泻火、凉血、祛瘀、解毒等功效。适用于急性皮炎和急性湿疹。

2. 食醋外用方

材料：食醋500克。

用法：取食醋500克，煎沸浓缩成50克，装瓶备用。使用时，先用温开水洗净患部，再用消毒棉球蘸浓缩醋搽患部，每日早、晚各1次。

功效：食醋具有散瘀、止血、解毒、杀虫的功效，食醋外用涂抹皮肤，可破血运气，杀菌，适用于神经性皮炎患者。

3. 苦参甘草汤

材料：马齿苋、苦参各30克、甘草10克。

用法：将马齿苋、苦参、甘草用清水洗净，然后入锅加水煎汁，待药汁变凉后，用毛巾蘸湿后敷患处，每次20分钟，每日1剂，每剂药可用3~5次。

功效：马齿苋具有清热解毒，利水去湿，散血消肿，除尘杀菌，消炎止痛，止血凉血的功效；苦参可清热燥湿，杀虫，利尿；甘草可清热解毒。三者合用外敷，可治疗日光性皮炎。

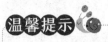

　　治疗期间忌食鱼虾、海鲜等食物，忌辛辣、油腻之品。皮肤不可搔抓和暴晒以及热水烫洗。本病治疗周期较长，患者要有耐心治疗，才会收到较好的疗效。

二、痤疮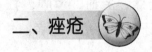

（一）　疾病简介

　　痤疮又称青春痘、粉刺，是由于毛囊及皮脂腺阻塞、发炎引发的皮肤病。此病常见于发育期青少年，青春期人体内的激素会刺激毛发生长而使皮脂腺分泌更多的油脂，毛发和皮脂腺因此堆积而引发皮肤红肿。痤疮的发生与激素水平升高、皮脂分泌增加、毛囊皮脂腺腺管过度角质化、痤疮丙酸杆菌及炎症等有关。中医认为痤疮是肺热、风热、血热、湿热所致，与冲任不调、肾阴不足、血瘀痰结等有关。

（二）　小妙招

1. 药膳

（1）桃仁桂枝粥

131

材料：桃仁 12 克、桂枝 10 克、茯苓 10 克、生甘草 6 克、赤芍 10 克、牡丹皮 10 克、粳米 80 克、盐适量。

用法：将桃仁、桂枝、茯苓、生甘草、赤芍、牡丹皮分别用清水洗净，同入锅煎取浓汁。粳米洗净，加适量水，倒入药汁熬煮成粥，加盐调味。每日食用 1 次。

功效：桃仁具有活血祛瘀、润肠通便、止咳平喘的功效；桂枝可散寒解表；茯苓具有渗湿利水、健脾和胃、宁心安神的功效；生甘草可补脾益气、清热解毒、缓急止痛；赤芍可行瘀、止痛、凉血、消肿；牡丹皮清热凉血、活血散瘀。适用于湿热痤疮患病者。

（2）茵陈汤

材料：茵陈 50 克。

用法：茵陈去除杂质，用水洗净后加适量水煎煮，每日分 2 次口服，7 天为 1 疗程，一般治疗 2 个疗程有见效。服药期间禁用油脂化妆品和外擦药物。

功效：此方具有清热祛湿、退黄的功效，痤疮多因湿热所致，故茵陈亦可治之，还能降血脂，防治冠心病。

132

2. 其他

马齿苋面膜

材料：鲜马齿苋适量。

用法：取适量鲜马齿苋洗净，去根，用榨汁机榨取原汁，其汁初榨时色鲜绿而质稠厚，于冰箱冷藏，约两小时后自然分层。使用时每次取所备马齿苋清液15毫升，将清洁干燥的面膜纸或纱布浸湿敷于面部，每日1次，每次20分钟。面部油腻、痤疮频发者半月即可见效。

　　功效：此面膜具有清热利湿、解毒消肿、凉血止血之效，适用于痤疮患者。

温馨提示

　　生活中一定要注意饮食，保持面部卫生和心情愉快，多喝水，多吃果蔬，不吃或少吃辛辣、油腻食品，保持身体代谢正常，还应戒烟酒。

三、皮肤瘙痒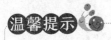

（一）疾病简介

　　只有皮肤瘙痒而无原发性皮肤损害称为瘙痒症。典型症状是大腿先发痒，逐渐蔓延到小腿，甚至全身。因痒而搔抓，皮肤出现抓痕、血痂、苔藓化、色素沉着或色素减退等继发的损害。皮肤瘙痒症分全身性和局部性两种。现代医学认为本病病因有精神神经因素；内脏疾病引起，如糖尿病；与内分泌障碍有关，如性激素功能紊乱、甲状腺功能不足；气候变化及局部摩擦引起；由蛲虫、滴虫、真菌等引起。中医认为属

133

"痒风"的范畴。人体内组织细胞中的水分逐渐减少，出现了慢性生理性失水现象，引起皮肤干燥、皱纹增多，导致局部或全身皮肤易受周围环境冷热变化的刺激，致使瘙痒发生。

（二） 小妙招

1. 药膳

（1）生姜大枣汁

生姜 10~15 克、大葱白（连根须）3 根、大枣 5~10 枚，加适量的水煎煮取汁，每天服用 2 次。此法具有温经散寒，祛风止痒的作用。

（2）竹叶

竹叶 5~10 克、金银花 15~30 克、白茅根 30 克，加适量的水煎煮取汁，每天早晚服用，可加少许冰糖调味。适用于因血热引起的瘙痒患病者。

（3）绿豆大枣汤

绿豆 50~100 克、大枣 10~15 枚，加适量的水煎煮至绿豆熟烂即可，服用时加少许水糖调味，每天服用 2~3 次。

2. 其他

（1）花椒水

材料：干花椒 100 克、盐少许。

用法：将干花椒和盐放入容器中，用 500 毫升沸水浸泡 24 小时后，滤去花椒，留取花椒水。使用时，以花椒水涂患处，每天2次，连用7天。

功效：花椒具有温中散寒、除湿、止痛、杀虫、解鱼腥毒的功效；盐可消炎杀菌。适用于治疗皮肤瘙痒等症状。

（2）夏枯草外擦方

材料：夏枯草50克、川椒10克、麻油适量。

用法：将夏枯草、川椒去除杂质，用清水冲洗干净，焙干后捣碎，加入适量麻油，外擦瘙痒处即可，每天2次。

功效：夏枯草具有清泄肝火、散结消肿、清热解毒、祛痰止咳、凉血止血的功效；川椒可芳香健胃、温中散寒、除湿止痛、杀虫解毒、止痒解腥。二者与麻油合用，具有抗真菌、消炎，治疗顽癣的作用，适用于皮肤瘙痒患病者。

温馨提示

保持皮肤有一定的润泽性，避免皮肤过度干燥。内衣和内裤要保持清洁、柔软、宽松，最好是棉织品。忌食虾和辛辣刺激性食物，不饮浓茶、咖啡，戒除烟酒等。

135

四、鸡眼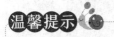

（一）疾病简介

鸡眼是由长期摩擦和受压引起的圆锥形角质层增

厚，有角质中心核，尖端深入皮内，基底露于外面。鸡眼好发于足底及足趾，患病者站立或行走时，可压迫局部的感觉神经，而引起剧烈的疼痛；致使走路艰难；当去除局部压迫或摩擦的病因后，多数鸡眼可逐渐变软，恢复为正常皮肤。鸡眼分硬、软两种，硬鸡眼多位于脚底前部外侧或近中央处跖骨头的下面，圆形或类圆形，直径为 1 ~2 厘米不等，表面扁平光滑，淡黄，质坚硬，为圆锥形角质体，锥尖嵌入真皮，其下有一层灰白色薄膜，即鸡眼滑囊，锥形角质体可有 1 个或多个，因为坚硬的锥尖压真皮，刺激其神经末梢，引发剧烈疼痛。软鸡眼多见于两趾相临的部位，在一个脚趾的侧面或脚丫，往往只有 1 个，表面因浸渍而呈灰白色，压痛明显，以第 4、5 脚趾尖多见。

（二）小妙招

1. 艾灸

取连根韭菜少许，洗净，切碎，捣碎取汁，涂在鸡眼患处，1 天 1 次。再配合使用清凉油涂于病灶部位，用艾条灸 3 ~5 分钟，1 天 1 次，两种方法交替使用，5 ~10 天可见效。

2. 其他

（1）鸦胆子脱掉鸡眼

鸦胆子 1 粒，剥去外壳，把鸦胆子的仁捣碎研成粉糊状，在温水中泡脚 30 分钟，擦干后，用消毒刀具削去鸡眼的硬皮部分，然后用此药；但需注意的是削鸡眼时不要出血，如果出血，就不能用药，需待不出血时才能治疗。鸦胆子粉敷于鸡眼处后，用麝香壮骨膏贴上固定，3天后换药，可以反复使用，直至鸡眼脱落。

（2）补骨脂药酊

材料：补骨脂20克、95％的酒精200毫升。

用法：将补骨脂洗净，沥干捣碎，与酒精一起放入干净玻璃瓶中，密封，每日晃动数次，7天后过滤取汁。使用前用温水浸泡鸡眼，待变软后用消毒刀削去鸡眼硬皮，以不出血为度。用棉签蘸补骨脂酊涂于患处，每晚洗脚后涂1次，早上再涂1次，一般患病者经1周用药后鸡眼可自行脱落。

功效：此方能补肾壮阳、补脾健胃、杀菌消炎，适用于治疗鸡眼。

温馨提示

　　鸡眼可因足部刺入异物而没有及时拔出来，久而久之便形成鸡眼，因此若刺入异物应及时清除干净，不得残留。经常穿不合脚的鞋子也会导致鸡眼的发生，过紧的鞋子导致脚趾之间互相挤压，形成鸡眼，因此选择舒适的鞋子可以减少此病的发生。

137

附录：

人体针灸穴位图

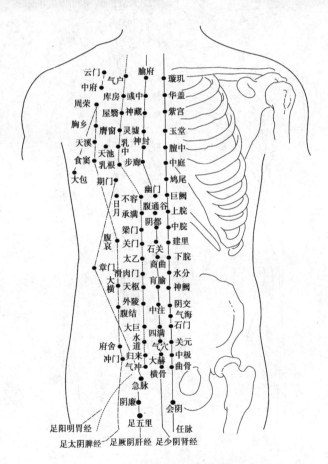

139

图1　人体胸部针灸穴位图

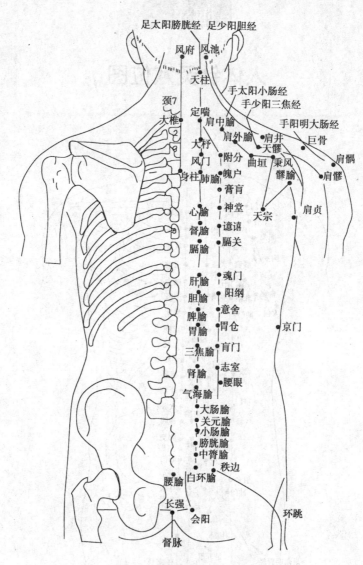

图2　人体背部针灸穴位图

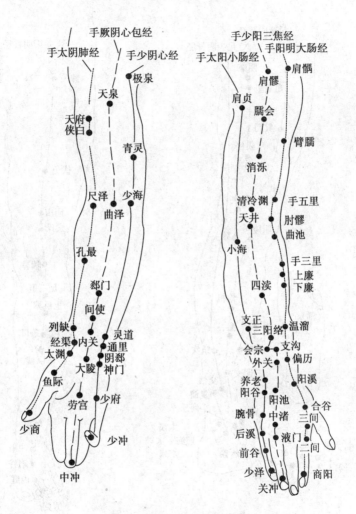

手厥阴心包经
手太阴肺经　手少阴心经
极泉
天泉
天府
侠白
青灵
尺泽　少海
曲泽
孔最
郄门
间使
列缺　灵道
经渠　内关　通里
太渊　阴郄
大陵　神门
鱼际
劳宫　少府
少商
中冲　少冲

手少阳三焦经
手阳明大肠经
手太阳小肠经　肩髃
肩髎
肩贞　臑会
臂臑
消泺
清冷渊　手五里
天井　肘髎
曲池
小海
手三里
上廉
四渎　下廉
支正　温溜
三阳络
会宗　支沟
外关　偏历
养老　阳溪
阳谷　阳池
腕骨　合谷
中渚　三间
后溪　液门
前谷　二间
少泽　商阳
关冲

图3　人体上肢针灸穴位图

141

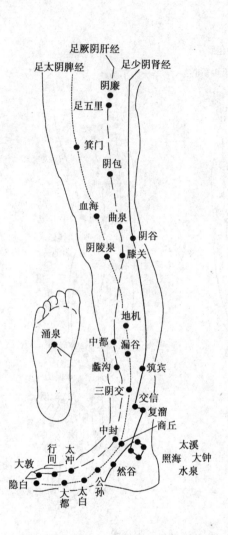
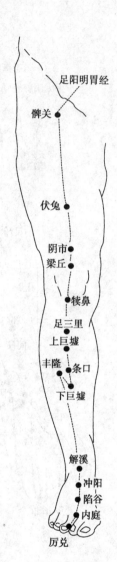

图4　人体下肢针灸穴位图

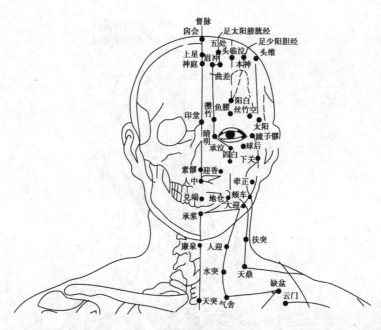

图5 头部正面针灸穴位图

143

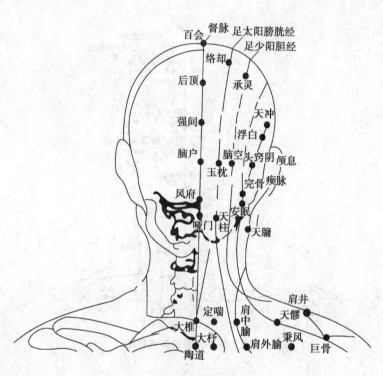

图6 头部背面针灸穴位图

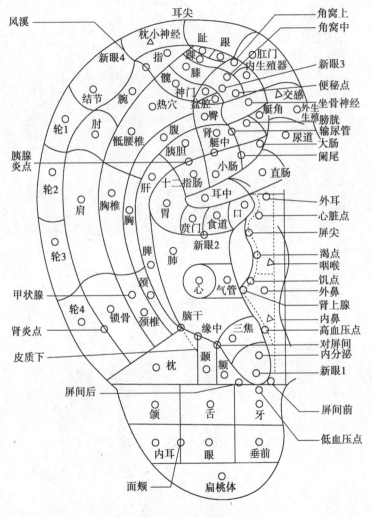

图7 耳部穴位图

145